世界中医药联合会儿科分会
中华中医药学会儿科分会
深圳市名中医药专家传承工作室

鼎力推荐

图解
小·儿舌诊与体质

万力生　李海朋　主编

人民卫生出版社
·北京·

图书在版编目（CIP）数据

图解小儿舌诊与体质 / 万力生，李海朋主编 . —北京：人民卫生出版社，2021.5（2024.8重印）
ISBN 978-7-117-31017-8

Ⅰ.①图… Ⅱ.①万…②李… Ⅲ.①小儿疾病 – 舌诊 – 图解　Ⅳ.①R241.25–64

中国版本图书馆 CIP 数据核字（2021）第 003828 号

人卫智网	www.ipmph.com	医学教育、学术、考试、健康，购书智慧智能综合服务平台
人卫官网	www.pmph.com	人卫官方资讯发布平台

图解小儿舌诊与体质
Tujie Xiao'er Shezhen yu Tizhi

主　　编：万力生　李海朋
出版发行：人民卫生出版社（中继线 010-59780011）
地　　址：北京市朝阳区潘家园南里 19 号
邮　　编：100021
E - mail：pmph @ pmph.com
购书热线：010-59787592　010-59787584　010-65264830
印　　刷：北京盛通印刷股份有限公司
经　　销：新华书店
开　　本：889 × 1194　1/32　印张：6.5
字　　数：157 千字
版　　次：2021 年 5 月第 1 版
印　　次：2024 年 8 月第 2 次印刷
标准书号：ISBN 978-7-117-31017-8
定　　价：49.80 元

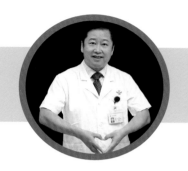

　　万力生，医学博士、主任医师、博士研究生导师，广东省名中医、深圳市名中医指导老师，深圳市儿童医院中医科主任，深圳市临床重点专科主任，广东省中医儿科重点专科主任。

　　深圳市中西医结合学会儿科专业委员会主任委员，深圳市中医药学会儿科专业委员会副主任委员，深圳市按摩师协会副会长、小儿推拿专业委员会主任委员，广东省中西医结合学会儿科专业委员会副主任委员，广东省中医药学会小儿推拿专业委员会副主任委员，广东省中医药学会药膳食疗专业委员会副主任委员，广东省妇幼保健协会中医保健专业委员会副主任委员，中国中西医结合学会儿科专业青年委员会副主任委员、小儿外治学组组长、营养保健学组副组长，中华中医药学会少儿推拿传承发展共同体副主席，中华中医药学会儿科分会常务委员，世界中医药学会联合会儿科专业委员会副会长，国家自然科学基金项目评审专家，国家中医药管理局中医文化巡讲专家。主持国家自然科学基金项目 1 项、国家中医药管理局课题 2 项以及省、市级科研课题 10 余项。

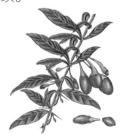

夫四时阴阳者，万物之根本也，所以圣人春夏养阳，秋冬养阴，以从其根，故与万物沉浮于生长之门。

——《黄帝内经素问·四气调神大论》

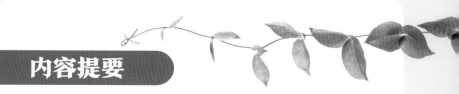

内容提要

　　什么样的舌象才是健康的？您有没有仔细端详孩子的舌头？舌是健康的一面镜子，舌的异常可反映体内脏腑的病变，舌形、舌苔、舌色、舌态、舌下脉络都透露着身体的疾病征兆。本书共分为 13 章，手把手教会家长看舌，将看舌分为望舌神、望舌色、望舌形、望舌态、望舌下络脉、望舌苔、望苔色七步；告诉家长，不同的舌质、舌苔，分别代表宝宝哪里出了问题。同时，本书重点讲述了平和质（精力充沛）、气虚质（疲乏无力）、阳虚质（怕冷喜热）、阴虚质（咽干、便秘）、脾虚质（厌食、消瘦）、痰湿质（心宽体胖）、湿热质（急躁上火）、气郁质（忧郁敏感）、特禀质（遗传过敏）九种体质宝宝的舌象特征与调养。本书为作者 30 多年临床舌诊心得的总结，图文并茂，特色鲜明，实用价值高。宝宝小小舌头，揭露健康大秘密；掌握小儿舌诊，养出健康宝宝。

世人以小儿为纯阳也，故重用苦寒。夫苦寒药，儿科之大禁也。丹溪谓产妇用白芍，伐生生之气，不知儿科用苦寒，最伐生生之气也。

——清·吴瑭《温病条辨·解儿难·儿科用药论》

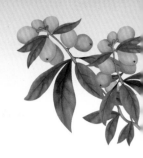

为什么要看舌

　　《舌尖上的中国》系列美食纪录片让孩子们垂涎三尺，可谓把舌尖玩儿了个透。其实，舌头（包括舌尖），还掌控着孩子的健康密码。小儿科又常常被人们称作"哑科"，舌是健康的一面镜子，舌的异常可反映体内脏腑的病变，望舌在疾病诊断中十分重要，无论舌形、舌苔、舌色、舌态、舌下脉络，都透露着身体的疾病征兆。

　　一个好的中医，一定要舌脉相参，只把脉、不看舌的中医诊断，是不完整的。把脉需要中医功底，但舌诊却简单又实用，每个家长都可以自学。

　　白白胖胖的舌真好看——胖大舌，是常见的一种舌象，舌看上去又白又肿，所以又被称为"白玉舌"。白玉舌，太"胖"，边缘与牙齿摩擦，往往会有齿痕。舌胖大的孩子，往往口水多、怕冷、手脚冰凉、没精神，这是气虚、阳虚、痰湿的表现，表现在疾病上，就是体虚感冒、多汗症、营养不良、内脏下垂、虚劳、过敏性疾病等。

　　淡红舌、薄白苔、大小适中、平衡、对称，舌如桃花，是孩子正常而健康的舌。何为正常的薄白苔呢？简单地说，是能"见底"，即透过舌苔可以隐约看到下面的舌体。如果不能"见底"，被"盖住了"，那就是厚苔。怎么判断大小呢？就看有没有齿痕。如果见到舌苔白厚腻，即舌上一层厚厚的白苔，揩之不去，刮之不脱，并且上面附着一层油腻状黏液，这种舌象提示脾胃不好，消化不良，常常出现腹泻、腹痛、代谢性疾病等问题。还有，黄厚苔，舌苔很厚，颜色发黄，并且腻腻的，说明体内有湿热。

"舌尖好疼啊"，伸出来一看，舌尖红红的，这是心火旺的表现。身体中火气比较重时，还会出现黄色、褐色或者黑色舌苔。

有时候，舌头会变得迟钝，甚至会出现控制不住的颤抖，造成说话口齿不清，或者舌头从口中伸出时向两边歪斜，舌头强硬，吃饭时经常爱咬舌头、说话大舌头等，这可能预示神经系统出了问题，比如面瘫等。发现舌态有问题，是比较重的病证，应及时就医。

一个健康的舌头，最起码要具有 5 个条件：舌的颜色一定好看，淡红色到浅粉红色，舌色如桃花；舌的厚度和大小要适中，薄厚适度；舌苔是白色的，舌苔均匀地、薄薄地附着在舌体表面，湿润度适中；舌头灵活，伸缩自如、不歪不斜，说话流利；舌下有两条静脉血管静静地流淌，隐约可见，或者完全看不出来。

您想让孩子的疾病早知道吗？孩子的舌头会告诉您，让孩子伸出舌头，教您自己给孩子看病。

看舌，可判断正气盛衰，如脏腑、气血津液、胃气的盛衰，气血运行及脏腑功能等。

看舌，可区别病邪性质，如寒、热、虚、实、燥、火、湿、痰、瘀等。

看舌，可分析病位深浅，如是表证还是里证。

看舌，可推断病情进退，从舌象转变消长以推断病势进退。

舌是"晴雨表"，看舌可估计疾病预后，如舌之有神无神、有根无根、舌态异常等。

您孩子的舌头如何？有没有仔细端详？如果没有，看完本书，赶快行动吧，宝宝小小舌头，可揭露健康大秘密。

特别指出，本书所给出的方药剂量均为针对特定患者，广大读者在实施治疗时均应辨证论治。

万力生 主任医师
2021 年初春

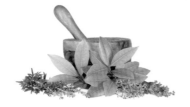

目 录

**第五章
平和质（精力充沛）孩子的
特征与调养**

**第六章
气虚质（疲乏无力）孩子的
特征与调养**

**第七章
阳虚质（怕冷喜热）孩子的
特征与调养**

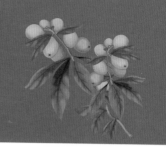

第一章

舌的结构你了解吗

　　孩子并不是大人的缩小版。婴幼儿与成年人最大的区别是，成年人已结束发育，而婴幼儿还在发育的过程中，生理和功能也同成年人不一样。因此，即使孩子和成年人得的是同一种疾病，其症状和发展过程也会完全不同。

　　孩子经常得病，尤其是孩子出生半年后，从妈妈身体中获得的先天免疫基本消失，易患感染性疾病。因为得病过程也是自身获得免疫力、抵抗力的过程，所以从某种意义上说，得病也是必然的。

　　孩子若感冒，不仅仅限于鼻、喉、气管等上呼吸道感染，还会引起腹泻等消化道症状，甚至还会引起脱水等全身症状。考验家长的是，在孩子发展成重病之前，提前去看医生，是必须具备的基本功。

　　孩子患病来势凶猛、变化多端，如能及时加以恰当诊治，可转危为安，恢复也较快，较少变为慢性或留下后遗症。但体弱、年龄小、营养不良者病情容易突变，恶化也快，须严密仔细观察，积极处理，使之度过危险时期。

　　舌是"晴雨表"，看舌，可判断正气盛衰，区别病邪性质，分析病位深浅，推断病情进退。宝宝小舌头，可揭示孩子的健康大秘密。我们一起行动吧。

一 舌的组织结构

1. 舌体形态　舌的基本结构是骨骼肌和表面覆盖的黏膜。舌具有协助咀嚼和吞咽食物、感受味觉及辅助发音等功能。

舌分为舌体和舌根两部分，二者之间在舌背以向前开放的"Ｖ"形界沟为界。

舌体占舌的前 2/3，为界沟之前可游离活动的部分，其前端为舌尖。

界沟的尖端有一处小凹称舌盲孔，是胚胎时期甲状舌管的遗迹。

舌根占舌的后 1/3，以舌肌固定于舌骨和下颌骨等处。

舌根的背面朝后对向咽部，延续至会厌的腹侧面。

2. 舌乳头　舌体背面黏膜呈淡红色，其表面可见许多小突起，统称为舌乳头。根据乳头形态不同，分为丝状乳头、菌状乳头、轮廓乳头和叶状乳头四种。

丝状乳头： 呈角化树状，形如圆锥状乳白色的软刺，呈白丝状，高 0.5~2.5 毫米，数目最多，体积甚小，主管一般感觉。

菌状乳头： 数目较少，色红、菌状，分散在丝状乳头之间而稍大些，有味蕾，主管味觉。

轮廓乳头： 一般为 7~11 个，排列在界沟的前方，体积最大，呈圆轮状，周围有深沟环绕，沟内有味蕾，主管味觉。

叶状乳头： 为 4~8 条并列皱襞，位于舌侧缘后部，含味蕾，主管味觉。叶状乳头炎较多见。

3. 舌下络脉　指舌系带两侧纵行的大络脉，正常时隐约可见，一般管径小于 2.7 毫米，长度不超过舌下肉阜至舌尖的 3/5，呈暗红或淡紫色，无怒张、紧束、弯曲、增生，排列有序，多为单支。

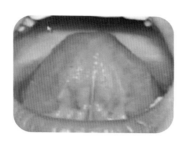

正常舌下络脉

望诊方法：让患者张口，舌体向上翘起，舌尖轻抵上腭，保持舌体松弛，舌下络脉充分显露。先察大络脉，后察小络脉。

诊察内容：察络脉的长度、形态、颜色、粗细以及小络脉的颜色、形态，有无紫暗的珠状结节和紫色血络。

临床意义：主要观察全身气血的运行情况。若舌下络脉细而短，色淡红，周围小络脉不明显，舌色偏淡者，多属气血不足，脉络不充；若络脉粗胀，或色青紫、紫红、紫绛、紫黑，或舌下细小络脉呈暗红色或紫色网状，或曲张如紫色珠状大小不等的结节等改变，都是血瘀的征象。气滞、寒凝、热郁、痰湿、气虚、阳虚等皆可引起。

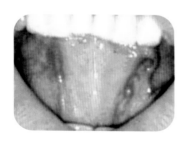

舌下络脉青紫怒张

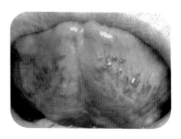

舌下络脉形成球状瘀点

舌象：舌下络脉青紫怒张，延长，或屈曲成团，形成球状瘀点。

辨证：均为瘀血阻滞，络脉不畅。

4. 舌系带 舌根部的黏膜内含有许多淋巴组织，使黏膜表面形成许多隆起，叫舌扁桃体。黏膜薄而平滑，移行至舌下区，正中黏膜皱为舌系带。舌系带过短或附着过前时，常造成婴儿吸吮困难，言语吐字不清，需行手术治疗。

正常舌系带可以使舌头活动自如，舌尖能自然地伸出口外，或向上舔到上齿龈。舌系带过短是指孩子出生后舌系带没有退缩到舌根下，导致舌头不能伸出口外，舌尖不能上翘，患病率为4%~5%，而男女发病比例为 2.3~2.7：1.0。

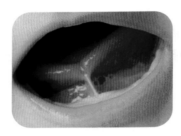

先天性舌系带过短，牵拉使舌不能外伸，但无病象

二、舌与人体脏腑的关系

1. 以五脏划分 舌根主肾、命门，大肠；舌中左主胃，右主脾；舌前面中间属肺；舌尖主心、心包络；舌边左主肝、右主胆。

2. 以三焦划分 舌尖属上焦，上焦主心肺；舌中属中焦，中焦主脾胃；舌根属下焦，下焦主肝肾。

3. 以舌色划分 白苔属肺经；绛苔属心经；黄苔属胃经；黑苔属脾经；舌色鲜红属胆经；舌色紫属肾经；焦紫起刺或舌青滑均属肝经。

医生为什么要观察宝宝舌头？小儿科又常常被人们称作"哑科"，舌头就成为孩子健康的一面镜子，舌的异常可反映孩子体内脏腑的病变，望舌在疾病诊断中十分重要。孩子的疾病您想早知道吗？让孩子伸出舌头，您便可一目了然。

望舌，可判断孩子正气的盛衰，如脏腑、气血津液的盛衰，气血运行及脏腑功能等。

望舌，可区别病邪的性质，如寒、热、虚、实、燥、火、湿、痰、瘀等。

望舌，可分析孩子病位的深浅，如是表证还是里证。

望舌，可推断孩子病情的进退，从舌象转变消长以推断病势进退。

舌是"晴雨表"，望舌可估计疾病的预后，如舌之有神无神、有根无根、舌态异常等。

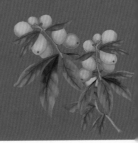

第二章

舌诊，给孩子不一样的体检

一、学会看舌

在什么条件下观察舌象才准确？

光线：白天充足柔和的自然光线。

体位及伸舌姿势：取坐位或仰卧位，必须朝向自然光线，伸舌时自然、放松，舌面舒展平坦，舌尖略向下，尽量张口使舌体充分暴露，时间不宜过长。

顺序：一般先看舌质，后看舌苔。

望舌质顺序：舌尖→舌中、舌边→舌根。

舌体：即舌质，指舌的肌肉、脉络组织。望舌体包括望舌质的神、色、形、态四部分。望舌体可候脏腑虚实、气血盛衰。

舌苔：即舌体上附着的一层苔状物，望舌苔包括望苔质、苔色两方面。望舌苔可分析病邪的性质、病位的深浅以及邪正的消长。

用刮舌或揩舌法，鉴别舌苔有根无根，以及是否属于染苔。

刮舌验苔法。刮之不脱或刮而留污渍，为里有实邪；刮之易去，舌体明净光滑，则多属虚证。

若伸舌时间过久，舌体易随血管变形而色泽改变。

如判断不清，可令患者休息3～5分钟后再望舌。

食物对舌苔的影响：饮食常使舌苔的形、色发生变化，如某些食物或药物会使舌苔染色，称为"染苔"。饮牛乳制品等，大都附有白苔；食花生等富含脂肪的食品，往往在短时间内使舌面附着黄白色渣滓，好像腐腻苔；饮用酸梅汤、咖啡、茶、葡萄汁、酒、橄榄汁或含铁的补品等，舌苔呈黑褐色或茶褐色；食蛋黄、橘子及有色糖果等，舌苔呈黄色。由于进食的摩擦，或刮舌习惯，往往使厚苔变薄；过冷或过热的饮食及刺激性食物，常使舌色改变。

药物染苔：服用黄连粉、核黄素等药物，舌苔呈黄色；长期使用大量镇静剂使苔厚腻；长期服用某些抗生素，苔黑腻或霉腐。

口腔对舌象的影响：张口呼吸苔变干；镶牙处留黑痕。

结合问诊、闻诊进行。问诊可以了解味觉以及冷、热、麻木、疼痛等异常感觉，舌体运动是否灵活。闻诊可以了解语言清晰与否，以帮助诊断。

舌的分部与对应的脏腑如下图。

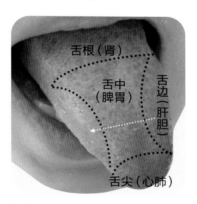

舌好比一个人坐在口腔中，可反映人体各部位身体信息。

二、哪些情况下不适宜看舌象

1. 吃了有颜色的食物时不宜看舌象 观察舌的时候，不要喝橙汁、牛奶、可乐、浓茶、咖啡或食用有颜色的食物等，一定要避免人为地改变其颜色，否则会误导观察者。

2. 尽量不要在饭后半小时内看舌象 因为吃饭的时候舌头充分地参与食物的搅拌和咀嚼，血液循环加快，血液就会特别充盈，这时候舌质会变红。

3. 尽量不要在有色灯光下看舌象 在屋里开着有色灯或者打着冷光灯看舌象，都会与实际情况有偏差。

4. 服用了某些抗生素、化学添加剂后不宜看舌象 在服用某些药物后，孩子的舌苔会变黑，比如某些抗生素、化学添加剂。这是根据每个人的不同体质决定的，虽然出现的概率不大，但也要注意。

三、成人和孩子舌象的区别

年龄与体质： 因年龄增长，舌象也呈现规律性变化。

小儿稚阴稚阳之体，形气未充，生机勃勃，舌鲜活娇嫩，而患病则变化迅速，易虚易实，易寒易热，常见剥苔、红点、厚苔，常见舌生白衣白膜，或白屑如末。

老年人常气血偏虚，肾亏脾弱，舌多裂纹，或少苔、无苔。

四、季节不同，舌象则不同

夏季暑湿盛时，舌苔多厚，或呈淡黄色；秋季燥，苔多薄而干；冬季严寒，舌常湿润。

晨起舌苔多厚，白天进食后则舌苔变薄；刚刚起床，舌色可见暗滞，活动之后，会变得红活。

五、舌出现以下几种情况时，需要注意

1. 舌质颜色朝淡白的方向发展，提示血虚或体内有寒、阳气不足。

2. 舌质颜色变红，说明感染了外来热邪或是体内的热在增加。

3. 舌苔厚腻，说明体内湿气重；舌苔过薄，说明胃有问题。

4. 舌边有齿痕，说明气虚，湿寒重；舌苔满布，提示湿气很重。

5. 舌上的菌状乳头偏大，舌尖至舌中部有红点，说明体内有湿热。

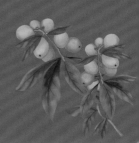

第三章

舌质、舌苔不一样，告诉你身体健康出了哪些问题

孩子有病没病能从舌看出来，《辨舌指南》曰："辨舌质，可诀五脏之虚实；视舌苔，可察六淫之浅深。"《医门棒喝》曰："观舌质可验其证之阴阳虚实，审苔垢即知邪之寒热浅深。"临床应舌质（舌体）、舌苔综合分析。

一、看舌第一步，舌质——舌神

舌神：主要指舌的枯荣和灵动。

"荣"：舌质淡红，鲜明滋润，大小适中，柔软灵活；舌苔均匀薄白而润。临床常描述为"淡红舌，薄白苔"，谓之有神。

意义：脏腑气血津液充盛，胃气旺盛之征象——善候，预后良好。正常舌。

"枯"：干枯死板，黯滞，运动失灵，谓之无神。

意义：脏腑气血阴阳衰败之征象——恶候，预后不良。不正常舌。

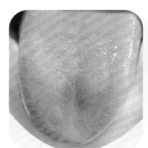

荣舌

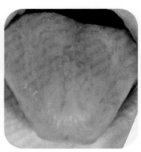

枯舌

1. 淡红舌

特征：淡红润泽。

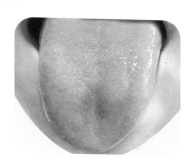

淡红舌

意义：气血调和，心气充足，胃气旺盛。红为血之色，润泽为胃气之华。淡红舌见于正常人或外感初起。

2. 淡白舌

特征：舌色比正常浅淡，白多红少，为淡白舌；舌白全无血色，称为枯白舌。

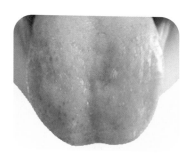

淡白舌

意义： 主虚证、寒证。气血不足，脉络不充或阳虚寒盛，血失温运，经脉收引，血行减少。淡白光莹而瘦薄，为气血两虚；淡白湿润胖嫩，为阳虚水停；枯白无华，则为夺气脱血。淡白舌见于贫血患儿、营养不良患儿等。

预防： 黄芪炖鸡、大枣、龙眼肉（桂圆）、猪肝。

3. 红绛舌

特征： 舌色鲜红为红舌；深红色暗者为绛舌。

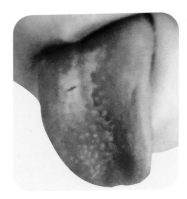

红绛舌

意义： 主热证。热则血行加速，脉道扩张，脉络充盈，表现为：①邪热亢盛，热盛血涌，舌络充盈；②热入营血，血液浓缩，充斥舌络；③阴虚水涸，虚火上炎。色愈深，热势愈盛。绛舌为病情加重，需立即去医院。

红绛舌常见于表热证（舌尖、边红）、心火上炎（舌尖红赤破碎）、肝经热盛（舌边红赤）以及实热证（内伤）、虚热证（如胃肾阴虚）。应注意出血点，为热迫血妄行，外感热病多见吐衄、发斑，内伤疾病往往为内脏出血先兆，多见于感染引起发热的患儿（上呼吸道感染、肺炎、疱疹性咽峡炎、手足口病等）。

预防： 荷叶粥、菊花、羚羊角、水牛角。

附：草莓舌

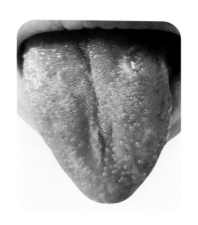

草莓舌

特征： 舌苔剥脱，舌乳头红肿，很像鲜红的草莓，称"草莓舌"，也是红绛舌，是猩红热的特殊症状。

意义： 孩子出现草莓舌，一般与以下四方面因素有关。①猩红热：小孩草莓舌的出现多见于猩红热，猩红热是由 A 族溶血性链球菌引起的急性呼吸道传染病。其临床特征有发热、草莓舌，全身弥漫性红色皮疹，疹退后片状脱皮。少数患儿在病后 2~3 周发生风湿热或急性肾小球肾炎。②上火：小孩子如果单纯舌上有红点，出现草莓舌，并没有其他症状，多半是由于上火引起的。③肺热：孩子舌质红如草莓状，前 1/3 有红色小斑点，这是肺热，上焦热盛，心火盛。④缺锌：如果小孩单纯出现草莓舌，并且全身无其他症状，也并非上火引起，有可能是缺锌导致的。这种情况应该带孩子去医院检查是否缺锌。

4. 青紫舌

特征：舌色淡青紫、紫红、绛紫，或瘀斑、瘀点等。紫到极点为蓝紫舌，多见于胰腺炎、重型糖尿病患者；黄瘀舌多见于重型肝炎、黄疸患者。

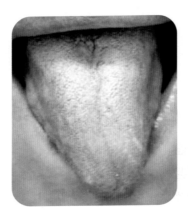

青紫舌

意义：主气血运行不畅。常见原因：①寒凝。阴寒内盛，阳郁不宣，见青紫或瘀斑点。②热炽。热炽营阴，气血壅滞，见舌绛紫。③气郁气虚，肺失宣降，肝失疏泄，气机不畅；或气虚不能行血，见舌青紫或瘀斑。其他如外伤、中毒以及先天性心脏病等，亦可见青紫舌。青紫舌常见于心脏病、肿瘤患者等。

预防：三七粉等。

三、看舌第三步，舌质——舌形

1. 老舌

舌象：舌绛苍老，尖有红点，苔薄白转灰，根部灰黑垢腻。

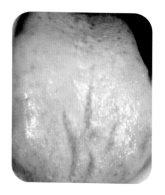

老舌

辨证：三焦热盛，痰热腑实。

机理：实邪亢盛，充斥体内，而正气未衰，邪正交争，邪气壅滞于上，则舌质苍老，见于感染引起发热的患儿（如上呼吸道感染、肺炎、疱疹性咽峡炎、手足口病等）。

2. 嫩舌

舌象：舌淡，纹理细腻，浮胖娇嫩，湿润。

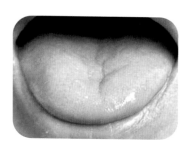

嫩舌

辨证：气血两虚，阳虚湿盛。

机理：正气不足，气血不充脉络，或阳气亏虚，运血无力，寒湿内生，则舌娇嫩淡白。肾阳气不足，气化功能失调，水在体内停滞，见于肾病综合征、慢性肾炎、肾衰竭、脾虚患者。

意义： 可察病之虚实。老者为实，嫩者为虚。

3. 点刺舌

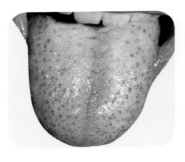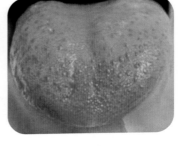

点舌　　　　　　　　　　刺舌

点： 鼓起于舌面之红色或紫红色星点（菌状乳头），大者曰星，小者曰点，称红点舌。

刺： 乳头增大高突形成尖峰（丝状乳头），状如芒刺，抚之棘手，呈红色或黄黑色点刺，亦称芒刺舌。

意义： 脏腑阳热亢盛或血分热盛。可根据点刺的部位了解热在何脏何腑，亦可察点、刺颜色以估计气血运行情况及疾病深浅程度。

机理： 由邪热内蕴、营热郁结、舌络充斥所致。点／刺愈多，邪热愈甚。

点／刺出现于舌尖或舌边，表示热盛，可见于各种发热感染性疾病或大面积烧伤患者；点／刺出现于舌中，多为热毒更盛或热入血分，容易发生休克、神志昏迷。失眠、便秘、容易紧张的孩子，以及维生素缺乏、营养不良和大脑皮质功能失调等，舌面上也可出现红色点／刺。

4. 淡胖舌

舌象： 舌淡嫩胖大有齿痕，中部苔黄厚腻。

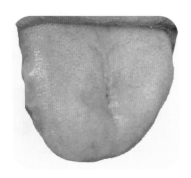

淡胖舌

辨证： 气血两亏，湿热交阻。

意义： 胖大舌多为体内水液停滞。若舌淡嫩而胖大，多为气虚、阳虚（如脾肾阳虚）。

5. 肿胀舌

舌象： 舌红肿大，不能缩入口内，苔黄腻。

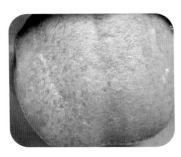

肿胀舌

辨证： 湿热熏蒸，血热上壅。

意义： 舌红胖大则多为里热（如脾胃湿热）。肿胀舌多为气血壅滞而成，多见红绛而肿胀，如心脾热盛、外感湿热。若酒毒或其他中毒所致者，多青紫晦暗。

6. 瘦薄舌

舌象 1： 舌淡白瘦薄，舌尖光莹，苔薄白而干。

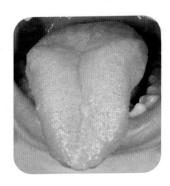

淡白瘦薄舌

辨证： 肾阳不足，气血两虚。

意义： 瘦薄舌多为舌失充养所致，见于体虚、慢性消耗性疾病。若舌淡瘦薄，多为久病气血两虚（质嫩，可有齿痕）。

舌象 2： 舌红绛瘦长，苔焦黄厚垢，燥裂成块，余处光剥。

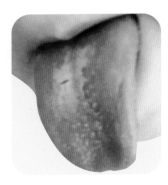

红绛瘦薄舌

辨证： 胃肠热结阴伤。

意义： 舌红绛瘦薄，少苔或无苔，多为阴虚火旺。

7. 裂纹舌

舌象 1： 舌红胖大有齿痕，中有纵裂如直槽，苔薄白而粗松。

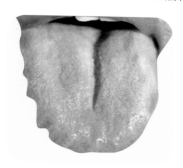

裂纹舌

辨证： 素体阴虚，脾虚湿侵。

舌象 2： 舌淡紫有裂纹，苔白湿亮。

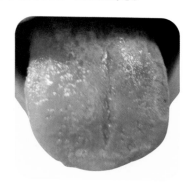

裂纹舌

辨证： 素体虚弱，湿热伤及气阴。

舌象 3：舌暗红，有无数纵裂，苔少。

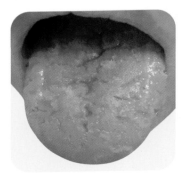

裂纹舌

辨证：肾阴不足，虚火上炎。

舌象 4：舌青紫胖大，中有深裂如脑回状，苔薄白，湿润不匀。

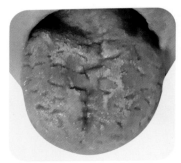

裂纹舌

辨证：肾阴不足，下焦湿热。

意义：裂纹舌多为邪热炽盛、阴液亏损、血虚不润、脾虚湿侵等所致，多见于体虚、慢性损伤。

机理：若舌色红绛有裂纹，为热盛伤津，阴津耗损，或阴虚液亏，舌体失濡；若舌色浅淡有裂纹，为血虚不润；若舌淡胖嫩有齿痕又兼见裂纹者，多属脾虚湿侵、血虚不荣、精微不濡所致。

舌面上的浅裂纹主要是由于舌黏膜萎缩，深裂纹则为较严重的舌萎缩性病变。

8. 齿痕舌

特点： 舌体边缘见牙齿的痕迹，称齿痕舌或齿印舌。

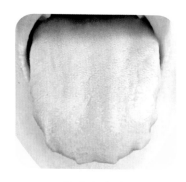
舌淡白齿痕

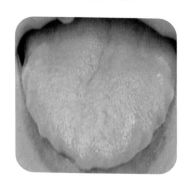
舌淡红齿痕

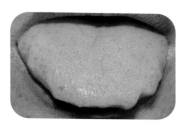
舌红肿胀齿痕

意　义： 水湿不运，充盈舌体，多见于脾虚湿盛（消化功能障碍）。

机　理： 多因舌体胖大而受齿缘压迫所致，故常与胖大舌同见，但亦有舌体不大而见齿痕者，大多舌质较嫩。

若舌淡胖大湿润，边有齿痕，多为寒湿壅盛，或阳虚水停。

若舌色淡红而边有齿痕，多为脾虚或气虚。

若舌色红而肿胀满口，有齿痕，则多为湿热痰浊壅滞。

先天性齿痕舌者，舌象无其他异常，或舌体稍大；偏嫩者，多见于小儿或气血不足者。

预防：少食生冷，如冷饮；多食用健脾温热食物，如山药、生姜。

四、看舌第四步，舌质——舌态

1. 痿软舌

特点：舌体软弱无力，不能随意伸缩回旋。

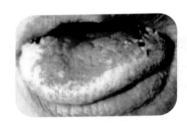

痿软舌

意义：伤阴或气血两虚。

机理：由于气血不足，阴液亏损，舌体肌肉筋脉失养而废弛，致舌体痿软。

若红绛而痿软，少苔或无苔，为热病后期伤阴，或内伤阴虚火旺；若舌干红而痿软，为肝肾阴虚；若舌淡白无华而痿软，多为久病气血虚衰。

本例为痰浊化热，胃阴衰竭危候。

2. 僵硬舌

特点：板硬强直，不能转动，或失其柔和，卷伸不利，多兼见语言謇涩。

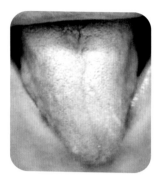

僵硬舌

意义： 热入心包，高热伤津，风痰阻络。

机理： 多因外感热病，邪入心包，扰乱心神而舌无主宰；或高热伤津，筋脉失养而失其柔和之性；或风痰阻滞舌体脉络所致。

舌强硬而红绛少津，多为热盛伤津；舌强硬而胖大兼苔厚腻，多为风痰阻络；舌强硬而神昏谵语，多为热入心包；舌强硬而言謇、肢麻、眩晕，多为中风先兆。少数因舌上局部因素，如严重的舌溃疡或舌上有干硬的厚苔堆积而使舌体转动不灵活。

3. 歪斜舌

特点： 伸舌时舌体偏于一侧。

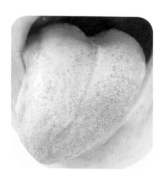

歪斜舌

意义：中风，或中风先兆，多见于偏瘫、面瘫患者。

机理：多因肝风夹痰阻络，或夹痰瘀阻滞经络，则受阻侧舌肌弛缓，收缩无力，故舌向健侧歪斜。

4. 颤动舌

特点：舌体颤抖，动摇不宁。

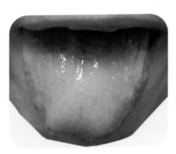

颤动舌

意义：动风之兆（如肝病晚期）。

机理：风性主动，或由气血亏虚，筋脉失濡而虚风内动；或热极阴亏而动风，或肝阳亢极而生风等所致。

舌淡白颤动，为血虚生风；舌红少苔、少津而颤动，为阴虚动风、肝阳化风；新病舌绛紫颤动，为热极生风。

颤动舌，可见于高热、甲状腺功能亢进及某些神经系统疾病。

5. 吐弄舌

特点：舌伸出口外而不即回缩，为吐舌；伸舌即回如蛇舐，或反复舐口舌四周，调动不宁，为弄舌。

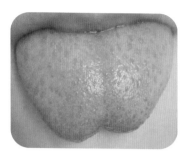

吐弄舌

意义：心脾有热。

机理：吐舌为疫毒攻心，正气已绝；弄舌多为热盛动风先兆，或先天愚型患儿。

6. 短缩舌

特点：舌体卷缩，不能伸出，甚则舌不抵齿，常与痿软并见。

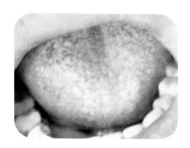

短缩舌

意义：多见于危重症（如肝病晚期）。

机理：短缩色淡或青紫湿润，多为寒凝筋脉，舌脉挛缩，或气血虚衰（兼见舌嫩），舌体失充，筋脉痿弱；短缩红绛而干，多属热盛伤津，筋脉挛急；短缩而胖，舌苔黏腻，多属脾虚不运，痰浊阻络。因绊舌而致短缩，多为先天所致。

本例为津液、气血极度亏虚危候。

1. 正常舌下络脉　正常人舌下位于舌系带两侧各有一条纵行的大络脉，称为舌下络脉，也叫"瘀络"。舌下面的黏膜正中线形成一条连于口腔底的明显皱襞，叫舌系带。舌系带两侧，透过黏膜可见有浅蓝色的舌静脉，中医称为舌下络脉，或称舌脉。正常人舌脉隐约可见，直径不超过 2.6 毫米，其长度不超过舌尖与舌系带止点连线的 3/5，颜色暗红，脉络无怒张、无紧束、无弯曲、无增生，排列有序。绝大多数为单支，极少有双支出现。

望诊方法：让患者张口，将舌体向上腭方向翘起，舌尖轻抵上腭，勿用力太过，使舌体自然放松，舌下络脉充分显露。首先观察舌系带两侧大络脉的长短、粗细、颜色，有无怒张、弯曲等异常改变，然后观察周围细小络脉的颜色、形态有无异常。

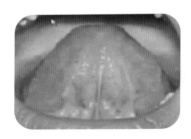

正常舌下络脉

诊察内容：察络脉长度、形态、颜色、粗细以及小络脉的颜色、形态，有无紫暗的珠状结节和紫色血络。

临床意义：主要观察全身气血的运行情况。若舌下络脉细而短，色淡红，周围小络脉不明显，舌色偏淡者，多属气血不足，脉络不充；若络脉粗胀，或色青紫、紫红、紫绛、紫黑，或舌下细小络脉呈暗红色或紫色网状，或曲张如紫色珠状大小不等的结节等改变，都是血瘀的征象。气滞、寒凝、热郁、痰湿、气虚、阳虚等皆可引起。

2. 病态舌下络脉 舌下络脉的变化，有时会早于舌色变化，因此，舌下络脉是分析气血运行情况的重要依据。

舌下络脉诊法是指对舌下络脉的颜色、形状、充盈等情况进行诊察，以帮助判断疾病的方法。正常舌下络脉隐现于舌下，脉色暗红，脉形柔软，无弯曲、紧束等，不超过舌下 1/3。故凡察血瘀者，当先视舌下脉。

舌下络脉的病理变化，主要表现于色泽和形态两方面。舌脉色青紫，其形粗长或怒张，提示气滞血瘀，或痰瘀互结；其色淡紫，脉形粗大或怒张，提示寒邪凝滞或气虚血瘀；其色紫红，脉形怒张，提示热壅血滞；其色淡红或浅蓝色，脉形细小，提示正气虚弱。所以，舌下络脉的变化，主要提示瘀血病变的存在，根据其色青紫、淡紫、紫红，分别确认瘀血属气滞、寒凝、气虚，还是热壅。

舌下络脉异常程度分为 0 度、Ⅰ度、Ⅱ度、Ⅲ度四个级别。

0 度者即舌下两条静脉隐现，主干直径在 2.6 毫米以下，长度不超过舌系带止点，整条舌下静脉无扭曲、怒张。

Ⅰ度者（++）即主干饱满，直径不超过 2.6 毫米，长度不超过舌系带止点与舌尖连线的 1/2，轻度弯曲。

Ⅱ度者（+++）即主干饱满，直径增粗超过 2.6 毫米，长度超过舌系带止点与舌尖连线的 3/5，轻度弯曲。Ⅱ度者（+++）证明身体内气血不通。

Ⅲ度者（++++）即主干饱满，曲张明显，直径增粗超过 2.6 毫米，长度超过舌系带止点与舌尖连线的 3/5 或将及舌尖，外带有粗枝状分支或鱼子酱刺状。Ⅲ度者（++++）表示体内有早期肿瘤。

舌象：舌下络脉青紫怒张，延长，或屈曲成团，形成球状瘀点。

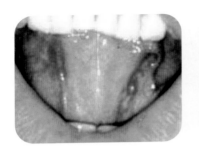 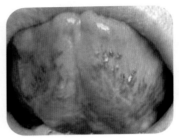

舌下络脉青紫怒张　　　　　舌下络脉青紫球状瘀点

辨证：均为瘀血阻滞，络脉不畅（如血液循环障碍、肝胆疾病患者）。

六、看舌第六步，舌苔——苔质

舌苔是怎样产生的？

舌苔，指覆于舌面上的一层苔状物，由脾胃之气蒸化胃中食浊津液上潮而产生。

正常舌苔特点：薄白均匀、干湿适中、中根部稍厚，是胃气正常的表现。如脏腑有病，胃气挟病邪之气上蒸，其苔色即可发生改变。观察舌苔的异常变化，是舌诊的重要内容。

望舌苔包括望苔色和望苔质（反映胃气盛衰）。

1. 厚苔

舌象：舌绛紫晦暗，苔白厚腻而干，夹有黄色颗粒。

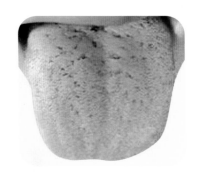

厚苔

辨证： 痰热腑实，瘀血阻络。

意义： 病位在里，病情较重，为邪盛入里，或内有痰湿食积。由胃气挟湿浊邪气熏蒸而成，主痰湿、食积或里热。

2. 薄苔

舌象： 舌淡红，苔薄白。

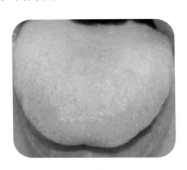

薄苔

辨证： 正常人，或外感初起，或内伤小病。

特点： 见底为薄，不见底为厚。

意义： 疾病初起，病情轻浅，胃气未伤，舌苔未发生变化，示胃有生发之气。

变化：由薄变厚，为邪气渐盛，病进；由厚变薄，为正气胜邪，病退。

3. 腻苔

舌象：舌红有红点，舌体苍老，苔灰黄厚腐。

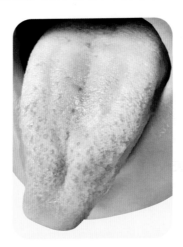

腻苔

辨证：湿热秽浊蕴于血分。

特点：苔质颗粒细腻致密，紧贴舌面，揩之不去，刮之不易脱落。

意义：主湿浊、痰饮、食积。由湿浊内蕴、阳气被遏所致。

白腻苔：提示水湿内停，消化道不通畅。

黄腻苔：提示高热、肝胆感染性疾病。

4. 腐苔

舌象：舌淡暗，苔黄厚腻，中心偏灰黑。

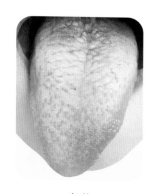

腐苔

辨证：中焦寒湿，阳虚湿郁血滞。

特点：苔质疏松，颗粒粗大明显，根底松浮，如豆渣堆积舌面，揩之可去。

意义：主胃气衰败，湿浊上泛。先由邪热有余，蒸腾胃中秽浊之邪上泛而聚结于舌，但终因胃气匮乏，不能续生新苔，致苔无根，浮于舌面。

腻、腐苔可测知阳气与湿浊的消长，均见于痰饮、湿浊、食积；腐苔亦主内痈。

5. 润苔

舌象：舌淡红，苔薄黄而润滑，边、尖少苔。

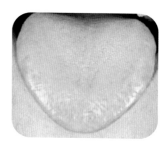

润苔

辨证：邪热入里初起；或中焦湿热不盛。

意义：润苔为正常苔，示胃津、肾液上承，为病则津液未伤，如风寒初起、湿证初起、食滞、瘀血等。

6. 滑苔

舌象：舌略红而瘦，苔薄白水滑光亮。

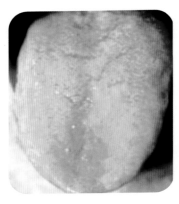

滑苔

辨证：气阴两虚，痰湿不化。

意义：滑苔为水湿内聚，主痰饮水湿。见于寒湿内侵或阳虚不运所致痰湿水饮内停。

变化：由润变燥，为热重伤津或津失输布；由燥变润，为热退津复或饮邪始化。反映津液的盈亏与输布。

7. 燥苔

舌象：舌淡红，尖有点刺，苔白腻微黄而干燥，中部较厚。

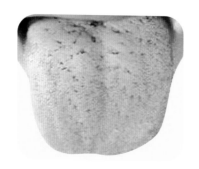

燥苔

辨证：湿盛热郁伤津。

意义：为津液已伤，或津失输布，不能上承。燥苔见于高热、大汗、吐泻伤津，温燥太过；或阳气被遏，不能化津上承（痰湿、水饮、瘀血等阴邪阻滞阳气）。

8. 糙苔

舌象：舌浅淡苍老，苔白粗糙如砂石。

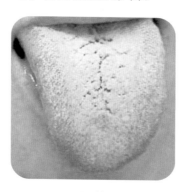

糙苔

辨证：血虚湿郁，津不上承，暴热伤津。

意义：为热盛伤津重证，多由燥苔进一步发展而来；亦可见于秽浊邪气内踞中焦（此时糙而不干）。

9. 剥苔

大家来认识一下剥苔大家族。剥苔与胃气不足、胃阴亏虚或者气血两虚有关,有些病情危重患者全身气血虚弱时也会出现剥苔,除此之外,剥苔在小孩儿中的发生率很高。

◇**中剥苔:** 舌头中间的舌苔剥落。

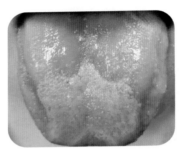

中剥苔

舌象: 舌中部舌苔剥落者,称中剥苔。剥苔主胃气匮乏、胃阴枯涸或气血两虚。

辨证: 湿热伤阴。

◇**地图舌:** 舌上的舌苔剥落没有规律,剥落的舌苔边缘凸起,剥落处舌表面光滑,界限清晰,舌表面的形状很像地图。

舌象: 舌红,尖有红点,苔白花剥如地图,剥处无苔。

辨证: 胃气阴不足。

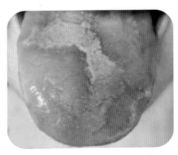

地图舌

✿ 地图舌是怎么回事?

舌面上舌苔厚薄不均，有些地方可见舌质，而有些地方斑剥不齐，形似地图，俗称"地图舌"。"地图舌"一般有两种情况。

表现一: "先天性"，孩子表现为食欲正常，这常常不需要特殊处理。

表现二: "非先天性"，孩子呈现出精神萎靡、食欲不振，头发稀少、发黄等症状。

解决之道: 考虑缺乏某些微量元素或患有疳积的可能。应带孩子前往医院做进一步检查，并针对原发病进行治疗。

◇**花剥苔:** 舌表面有舌苔剥落，但是舌苔剥落的地方表面不光滑，仍有新长出来的舌苔颗粒。

舌象: 舌淡暗，苔淡黄花剥。(注:剥落处色白浮涨，似苔而非苔)

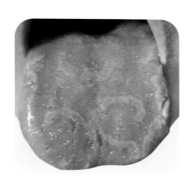

花剥苔

辨证: 痰热渐清，气阴两伤。

◇**鸡心苔:** 舌周围的舌苔全部脱落，仅留下舌中间一小块儿舌苔，或舌周围有舌苔，舌中间舌苔花剥脱落，状如鸡心。

舌象：舌红，苔厚腻，由白转黄，尖部薄白，中部光剥如鸡心状。

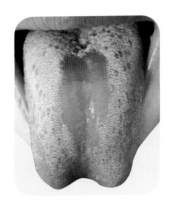

鸡心苔

辨证：湿热化燥伤阴。

◇**类剥苔**

舌象：舌苔剥脱处不光滑，似有新生颗粒。类剥苔易剥易续生，故形状多变。

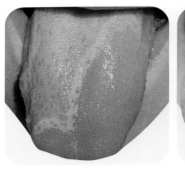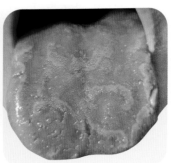

类剥苔

辨证：脾虚湿盛或久病气血两虚。

◇**镜面苔：**舌上的舌苔全部剥落，舌光洁如镜子表面。

舌象： 舌红而嫩，边有裂纹，光莹无苔，平滑如镜（镜面红舌）。

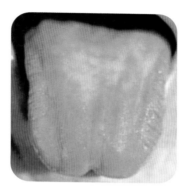

镜面苔

辨证： 胃阴枯竭。

镜面舌，舌面无苔，像镜子一样光滑。轻者为营养不良，或体内缺乏铁、维生素 B_2；重者则提示体内津液匮乏，病情深重。如果病久者镜面舌兼绛色，还要防止出现败血症。

剥苔出现了，孩子的身体肯定是出了问题，究竟是伤了什么呢？有无伴随症状可鉴别？

一是伤了胃气。当胃气不足，推动无力的时候，常常会出现剥苔，此时常伴随有胃痛，或者胃胀，喜欢揉按，揉按之后病情减轻，饮食较少、食欲不振等情况好转。党参、人参、黄芪等是补益胃气之品，补中益气丸也可以补胃气。

二是伤了胃阴。胃阴不足严重时，常出现舌红苔剥，除此之外还经常出现胃中嘈杂（胃中空虚，似饥非饥，似饿非饿，胃中热辣感）、灼痛等情况，这就是胃阴不足的表现。北沙参、玉竹、黄精等具有补益胃阴的功效，出现胃阴不足时可以服用一些玉竹脯或者黄精脯补益胃阴。

三是伤了气血。气血两虚时常出现剥苔，此时常表现为气短、乏力、面色萎黄或白、心悸、多梦、健忘等症状，女性容易出现月经量少、色淡等症状。临床很多气血两虚的患者是由于长期思虑过度导致的，脾为气血生化之源，长期思虑伤脾，困阻脾气，气血生化乏源，常常会出现舌苔剥落，舌质有裂纹。这时常用桂枝振奋脾气，恢复脾化生气血的能力。

四是大伤胃阴胃气，病情危重。临床中当出现舌苔全剥、舌质红绛的时候，多为胃阴枯竭，胃气生化乏源，常见于肿瘤晚期患者胃气衰败之时，通常我们说"有胃气则生，无胃气则死"，所以，肿瘤晚期出现此种情况时，为难治。

五是营血大虚，阳气虚衰。舌质白，无血色，舌苔剥落，为营血大虚，阳气虚衰，这时病情比较危重难治。如重度贫血患者到了后期，可能会出现此种情况。

七、看舌第七步，舌苔——苔色

1. 苔薄白而润　本例舌体胖嫩。

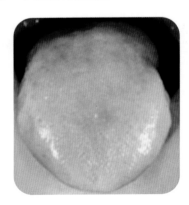

苔薄白而润

辨证：脾虚湿盛，或表证初起，或里证病轻，或阳虚内寒。

2. 苔薄白而滑　本例舌质淡红而滑。

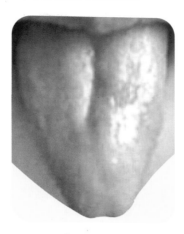

苔薄白而滑

辨证：外感寒湿，或脾虚水停。

3. 苔薄白而干　本例舌质淡红而干。

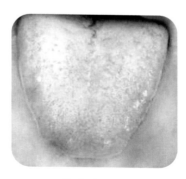

苔薄白而干

辨证：风热表证。

4. 苔厚白而腻　此例舌质淡红偏暗，苔白厚滑腻，根有灰苔。为阳虚下焦寒湿。

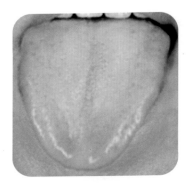

苔厚白而腻

辨证： 湿浊内困，痰饮内停，食积。

5. 白积粉苔（扪之不燥） 本例舌红略胖，苔白厚腻微黄，如积粉堆铺舌面。为湿热秽浊阻滞，气血不畅。

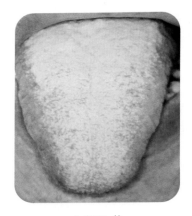

白积粉苔

辨证： 主外感湿温病，秽浊湿邪与热毒相结。

6. 苔白干燥粗糙 本例舌红而嫩，有少许红点，苔薄白而干，颗粒粗糙如砂。为暑热伤气，阴虚津亏。

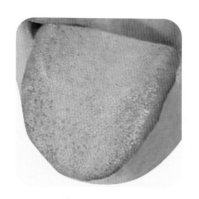

苔白干燥粗糙

辨证：燥热伤津。

🌸 舌苔发白是如何形成的?

舌苔过白，白苔，可出现于体内有水湿停留或痰饮的患者，临床常见于某些胸水、腹水、慢性肾炎及哮喘、慢性支气管炎、支气管扩张等患者，体内有湿浊或痰饮停积，出现厚白或白腻苔。从西医学角度看，可能是口腔的唾液分泌较多，以及气管内痰液分泌增多，浸软了舌头的角化细胞或角化不全细胞，使细胞肿胀而不易脱落；加上舌组织水肿和淋巴回流障碍，舌面上老的角化细胞不脱而新的角化细胞又增加堆积，所以，舌质肿胖，舌苔白厚而腻。

白苔，一般为表证、寒证。舌苔薄白而润为正常人的舌苔，同时，苔薄白亦表示病在体表而未入里。舌苔薄白而过于润滑，多见于表寒证。舌苔薄白而干燥，为表热证或感受燥邪。舌苔白厚而干燥，代表湿浊化热伤津。舌布满白苔，摸之不干燥，称为"粉白苔"，提示瘟疫病；苔白且干燥，称为"糙裂苔"，多见于温热病。

白苔是临床上最常见的，其他颜色的苔可以认为是在白苔的基础上转化而形成的。白苔一般属肺，主表证、寒证，但临床上也有里证、热证而见白苔者。如薄白而润为风寒，薄白而燥为风热，寒湿之里证可见白而厚腻之苔。

薄苔多为疾病初起，病邪在表，病情较轻。厚苔多示病邪较盛，并已传里；或有胃肠积滞；或有痰湿。

苔愈厚表示邪越盛，病情愈重。但舌苔的形成，反映了胃气的有无，舌苔虽厚，说明胃气尚存的一面。

7. 黄白相兼苔　本例舌淡胖大，苔白腐，中心淡黄。为气虚血瘀，痰湿化热阻络。

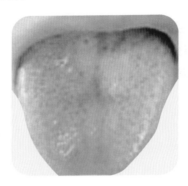

黄白相兼苔

辨证：表证化热入里，表里相兼，或湿热内蕴，或湿郁化热。

8. 薄黄苔　本例舌暗红稍瘦，尖根有瘀斑点，苔薄黄少津干燥。为素体阴虚，表邪入里化热伤津，兼有血瘀。

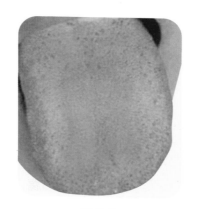

薄黄苔

辨证：邪热不甚。主风热表证，或风寒化热入里。

9. 黄腻苔　本例舌色浅暗，苔中部黄厚而腻，中心灰黑。为阳虚血滞，湿郁化热。

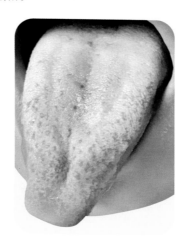

黄腻苔

辨证：湿热蕴结，痰饮化热、食积化热等。

10. 黄黏腻苔　本例舌淡胖，边、尖舌苔白滑，中根部灰黄，厚腻黏滑。为肾阳不足，痰湿胶结，郁而化热。

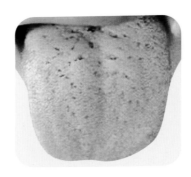

黄黏腻苔

辨证：痰涎或湿浊与邪热交结。

11. 黄滑苔 本例舌淡红晦暗，尖有黑点，苔淡黄，厚而滑腻。为脾虚湿热，兼有血瘀。

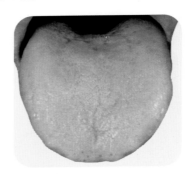

黄滑苔

辨证：阳虚寒湿之体，痰饮聚久化热；或气血亏虚之体，感受湿热之邪。

12. 黄糙苔 本例舌淡红胖，苔黄厚而干。

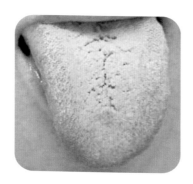

黄糙苔

辨证：邪热伤津。

13. 黄瓣苔 本例舌红而胖且苍老。苔厚老黄，燥裂成若干小块。剥脱处已生新苔。

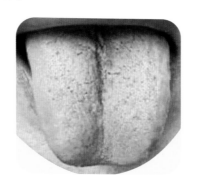

黄瓣苔

辨证：胃肠结热，燥结伤阴。

14. 黄燥裂苔 本例舌淡红苍老，苔黑黄厚，燥裂。

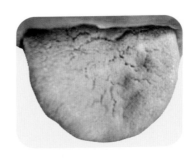

黄燥裂苔

辨证：热盛伤津，阴液亏耗。

🌸 舌苔厚黄是如何形成的？

黄苔有淡黄、嫩黄、深黄、焦黄等不同。一般来说，黄苔的颜色越深，则热邪越重。淡黄为微热；嫩黄热较重；深黄热更重；焦黄则为热结；黄而干为热伤津；黄而腻则为湿热。

舌苔由"白"转"黄"，提示孩子体内火气较旺，邪郁生热。

解决之道：给孩子喝一些清热解毒的饮品即可，如凉茶、菊花茶等。伴有发热者，可加入生石膏。高热者，要请儿科医生诊治。

舌苔黄且厚腻，提示孩子湿热很重。此时，孩子大多有口臭、烦躁、厌食、大便特别臭秽、尿黄等表现。需要让孩子服用一段时间清热利湿的中药。

心经有热：舌苔发黄、舌质红，同时伴有心烦急躁、失眠多梦，多是心经有热，患者此时可用清心火的药，如竹叶、莲子心泡水，当茶每日频饮。睡眠不好可用百合、莲子心、酸枣仁煮粥喝；口舌生疮可用野菊花 60 克，浓煎后，每日多次含服。

膀胱湿热：舌质偏红，舌苔黄腻，患者伴有小便排不净感觉，或尿时感到小便发热，有痛感，多是膀胱湿热，即西医讲的泌尿系感染，可用白茅根、瞿麦、萹蓄等，水煎后当茶喝。

肝经有火：舌边红，苔黄偏干，眼睛红赤肿痛，或经常患睑腺炎（麦粒肿），为肝经有火，可以将用酒炮制过的大黄泡水喝。

肺经有热：舌质稍红，苔薄黄，为肺经有热，常见于感冒初期，或咽炎患者。伴有大便干结者，可将冬凌草、大黄稍加煎煮，每日当茶饮。咽干肿痛者，可用胖大海、麦冬、菊花泡茶，症状严重者加金银花、山豆根、牛蒡子，大便秘结者加大黄。中医学认为，"肺与大肠相表里"，病毒性感冒初期，通过泻大肠宿便热毒，以消除肺经之火的方法，往往可以收到不错的效果。

15. 白腻灰黑苔　本例舌淡而有齿痕，边尖舌苔白腻，中部灰黑，舌质淡白胖嫩。为阳气不足，寒从中生。

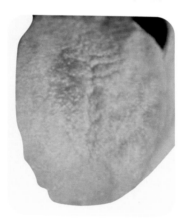

白腻灰黑苔

辨证：阳虚寒湿，痰饮内停。

16. 黄腻灰黑苔　本例舌质淡红胖嫩，苔黄厚腻，中部转灰。为痰热阻络。

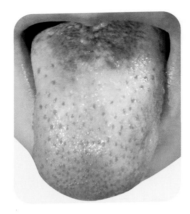

黄腻灰黑苔

辨证：湿热内蕴，日久不化。

17. 黑糙裂苔　本例舌色红，苔黑糙裂，厚积成块，根部灰黑厚腻。

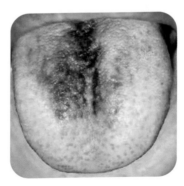

黑糙裂苔

辨证：痰热腑实，风痰上扰。

18. 霉酱苔（黄赤兼黑）　本例舌质绛而嫩，舌苔厚腻滑润，红中发黑带黄，类似霉酱。为湿温热入营血。

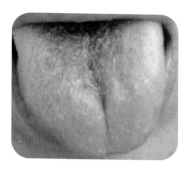

霉酱苔

辨证：宿食湿浊，积久化热，或血瘀气滞，或湿热夹痰。

舌苔发黑是如何形成的?

当孩子出现舌苔发黑，表明病程较长，病情比较严重、复杂。中医认为，舌苔发黑是热极化火所致。还有些患有肠胃疾病的孩子，容易生寒湿，舌苔会变得厚腻，开始是白色，逐渐变成黄色或黑色。舌头发黑严重程度不同，其颜色也略有区别，可分为棕黑、灰黑、焦黑以及漆黑，漆黑是最严重的阶段。临床发现，有一些慢性疾病，例如尿毒症、恶性肿瘤等，在病情恶化时，也会出现黑苔，这是病情危重的征象，应及时到医院请医生诊治。当精神处于高度紧张状态时，也会出现黑苔。经常熬夜，容易发生黑苔。另外，一些食物如酸梅、黑芝麻糊等，或药物如复方甘草片、铁剂等，也容易将舌苔染黑，这只是暂时的现象，不必担心。

八、舌诊的临床意义

1. 看舌的神气与胃气　可以辨正气盛衰与病情轻重。

舌之神气：表现在舌的色泽及舌体运动两方面。颜色反映气血的盛衰，润泽反映津液的盈亏，舌体运动反映脏腑的虚实。

特点： 有神，红活、鲜明、滋润、活动自如，即"荣"；无神，晦暗枯涩，运动不灵活，即"枯"。以是否红活润泽为辨证要点。

意义： 有神之舌为正气盛，阴阳、气血、津液皆足，生机旺盛，病轻而预后良好；反之，无神之舌乃正气虚，阴阳、气血、津液皆亏，生机已微，病重而预后较差。

◇荣舌

舌象： 淡红舌，薄白苔。

辨证： 见于正常人。

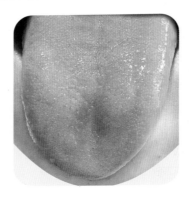

荣舌

◇枯舌

舌象： 舌淡红瘦薄，中有裂纹，苔薄白中黄。

辨证： 气血两虚，阴虚胃热。

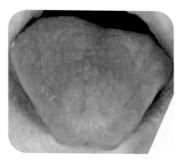

枯舌

舌之胃气：表现为舌苔的生长情况。

特点及意义："人以胃气为本"。胃气强则五脏俱盛，胃气弱则五脏俱衰，有胃气则生，无胃气则死。胃为水谷之海，有受纳腐熟水谷的功能，又有以降为顺，以通为用的特性。胃气影响整个消化系统的功能，直接关系到整个机体的营养来源。因此，胃气的盛衰有无，关系到人体的生命活动和存亡。所以，临床治病时，要时刻注意保护胃气。

有胃气：即有根苔。舌苔紧贴舌面；或松厚刮之仍有苔迹；或剥落后舌面仍有舌苔颗粒。

无胃气：即无根苔。舌苔似有似无，或光洁如镜；或松腐刮之即去，光滑，不再复生。

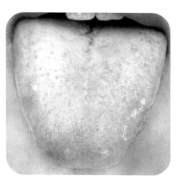

有根苔（有胃气）

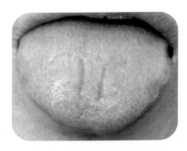

无根苔（无胃气）

2. 舌体、舌苔综合分析 舌体、舌苔是一个整体，又各有偏重。舌体主要察脏腑虚实及气血津液的盛衰，亦可察邪气性质；舌苔重在辨病邪的性质及邪正消长，亦可察胃气存亡。

舌体、舌苔单方面异常，表示病情比较单一，表现为舌质正常而舌苔异常，或舌苔正常而舌质异常。

舌体、舌苔均异常者，或二者变化一致，则病机相同，为病常是二者的综合；舌体、舌苔变化不一致，常有两种或两种以上病机，病情较复杂，其舌象主病亦是二者的综合，应注意其标本缓急关系。例如：舌质淡白，主虚主寒；舌苔黄腻，主湿主热。前者反映正气不足而见的阳虚之候，后者提示感受湿热之邪，综合起来，可见于阳虚（如脾胃虚寒）复感湿热邪气的患者。

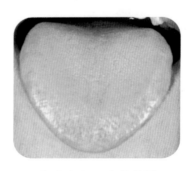

舌质淡白，舌苔黄腻

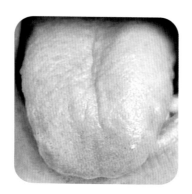

舌质红绛，苔白滑腻

舌质红绛，主内热炽盛，苔白滑腻，则为寒湿内郁，其病性既有寒，又有热。在临床上，可以见于外感病，为营分有热，而气分有湿；亦可见于内伤病，则为阴虚火旺之体，复感寒湿邪气或有痰食停积；还可见于湿温病，既有阳热内盛，又有湿邪困阻，阳气不能外达。

长期使用肾上腺皮质激素的患儿，舌质多呈红色，苔灰或苔黄腻。

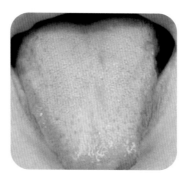

舌质红，苔黄腻

3. 舌象的动态分析　舌象随病情的发展而有相应的变化，观察时亦应随病情发展变化而进行动态分析。据此为早期诊断和早期治疗提供重要依据。

例如：外感病，舌苔由薄变厚，为邪气由表入里；舌苔由白转黄，为病邪化热；舌质由淡红变红绛，为邪热充斥，气营两燔；见舌苔剥落，舌质红绛，为热入营血，气阴俱伤。

内伤病亦如此，如中风患者，若见舌淡红、苔薄白，提示病情较轻，预后良好；若舌质由淡红转红，再转暗红、红绛、紫暗，舌苔转为黄腻或焦黑，或见舌下络脉怒张，则表明风痰化热，瘀血阻滞；若舌质由暗红、紫暗转为淡红，舌苔渐化，则多提示病情趋向好转。

判断正气盛衰

舌质：反映脏腑气血盛衰。

色：红润——气血旺盛；淡白——气血不足。

质：胖嫩——脾肾阳虚；瘦薄——阴血不足。

舌苔：反映胃气的存亡。

苔薄白而润——胃气旺盛。

舌光而无苔——胃气不足，胃阴亏虚。

分辨病位和病势

病位：

舌质：红舌（气分），绛紫（血分）。

舌苔：薄苔（表），厚苔（里）；薄白（表），黄（里），灰黑（极里）。

病势：

苔白→黄→灰黑：病邪由表入里，由寒化热——病进。

苔润→燥：邪热加重，津液渐伤——病进。

苔干→润：邪热渐退，津液渐复——病退。

苔厚腻→薄：邪热渐退，津液复生——病退。

区别病邪性质

舌质：

紫暗有瘀斑、瘀点——体内有瘀血。

胖大——可见痰湿内停。

舌苔：

黄——主热。

白——主寒。

腐腻——胃有痰饮、湿浊、食积。

估计病情预后

预后良好：舌色红活（有神），舌面薄苔（有胃气、有根），舌态正常——邪气未盛，正气未伤。

预后不良：舌色晦暗（无神），舌苔剥落（无胃气、无根），舌态异常——正气亏损，胃气衰败。

4. 如何有个好的舌象　咨询有经验的中医儿科专家，看舌体：判断脏腑、气血津液及胃气的盛衰；看舌苔：判断病邪性质（寒、热、虚、实、燥、火、痰、湿、瘀）、患病部位、病位深浅、病势变化。

除了看舌体、舌苔外，中医看病需要望、闻、问、切，西医需要视、触、叩、听等方法，辨识孩子的体质，一种平和，八种偏颇（气虚质、阳虚质、阴虚质、脾虚质、痰湿质、湿热质、气郁质、特禀质）均需调理。

宝宝小舌头，揭示了体质大秘密，从饮食、起居、运动、食疗、按摩、药物、情志等诸多方面进行体质调理。

尤其孩子的饮食方面，要根据孩子的舌体、舌苔变化辨证施膳（热者寒之，误用热药——火上浇油；寒者热之，误用寒药——雪上加霜；实则泻之，误用补药——病邪更盛；虚则补之，误用泻药——正气更虚）。还要注意：豆芽菜体质的孩子不可养成厌食、积食、挑食等不良习惯，小胖墩要防止"小糖人"发生。

小儿推拿：对一些打针怕疼、喂药怕苦的孩子，请小儿推拿师进行小儿推拿手法治疗，可获得体质的改善。

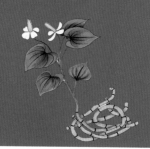

世界上没有完全相同的两个孩子，究竟是什么不同？

思考一下，我们日常生活中常见的事情：

吃火锅，有的孩子脸上长了包，有的没长……

吹冷空调，一个孩子说冷，再开高一点儿，另一个孩子说热，再开低一点儿……

吃冷饮，有的孩子拉肚子，有的孩子天天吃凉的东西也没事……

有的孩子急脾气，有的孩子慢性子……

为什么会出现这样的情况？这就说明小儿体质存在差异性。

还有，家长看诊时向我反映，喂养孩子很头疼：

喂一顿饭要 1~2 小时。——食欲差

从不给孩子吃冒热气的东西，怎么还老是上火？——上火

从不敢给他吃鱼、虾等海鲜类产品，为什么还过敏？——过敏

吃饭也不少，还常吃淮山药粥，老是长不胖呢？——脾虚

究竟应该怎么喂养，才是合理的？

家长经常问我：我的孩子是什么体质？寒体还是热体？应该怎么调理？吃什么？怎么吃？

由于育儿知识不足，很多家长万万想不到，费尽心思为孩子准备的食物，原以为能让孩子健康成长，结果适得其反，竟让孩子深受湿疹、鼻炎、哮喘、腹泻、腹痛、便秘等疾病所苦，并使

孩子的体质明显下降。

如何让孩子健康成长、远离疾病，在饮食上必须注意——选对食物。要想孩子身体健康，最重要的就是把好孩子的第一道关——饮食关。

接下来，我要跟大家一起分享，小儿体质辨识与调理。

一、什么是体质

体质：是指人体生命过程中，在先天禀赋和后天获得的基础上所形成的形态结构、生理功能和心理状态三个方面综合的、相对稳定的固有特质。

根据小儿的生理特点，小儿体质分为平和质、气虚质、阳虚质、阴虚质、脾虚质、痰湿质、湿热质、气郁质、特禀质，因此，辨清体质方可调理。

因为孩子的性别、年龄、性格、生活环境等不同，所以每个孩子的体质都是不同的，有的孩子体质好，有的孩子体质弱，有的孩子高大威猛，有的孩子短小精悍，有的孩子五大三粗，有的孩子娇小玲珑，体态各有不同。

人体体质的形成基于先天禀赋和后天调养两大基本因素。先天禀赋——来自父母，为体质形成的第一个因素（遗传因素、胎育因素）；后天因素——决定体质的发展与差异性。因此，先天禀赋决定了体质的相对稳定性，但后天调养又使体质得以改变。

二、影响体质的因素有哪些

1. 先天因素　是指父母先天的遗传及婴儿在母体里的发育营养状况。遗传是由染色体传给后代的，父母的强、弱、高、矮、胖、瘦以及性格的类型可以通过染色体遗传给后代，使后代亦出现相应的强、弱、高、矮、胖、瘦等不同的体型与性格。人类遗传学的研究还发现，人的各种特质，如体型、眼型、肤色、眉毛、血型、免疫性、对药物的反应、代谢类型乃至智力、寿命等，都由遗传决定或与遗传有关。总之，形体始于父母，体质是从先天禀赋而来的，所以父母的体质特征往往对后代产生一定影响。父母结婚晚，生育太晚，孩子有可能会形成阳虚体质。

2. 环境因素　生活在不同地理环境条件下，由于受着不同水土性质、气候类型、生活条件的影响，从而形成了不同区域人的体质。如一个长期生活在寒湿环境里的孩子，多少年下来，就会影响到他的体质，到了中老年的时候就是一个阳虚体质，非常明显。（一方水土养一方人）

3. 性别因素　男子以气为重，女子以血为先。女子由于有经、带、胎、产的特点，所以，体质与男子不同。

4. 年龄因素　体质可随着年龄的增长而发生变化，因为人体的结构、功能和代谢是随着年龄而发生改变的。俗话说："一岁年纪，一岁人"，便是这个道理。小儿、老年人之所以容易生病，这是由体质因素决定的。

大家有没有思考过：儿科，为什么要从成人内科分出来，甚至成立儿童医院？

这是因为孩子有不同于成年人的生长发育过程和小儿体质特点，孩子不是成年人的缩影。

小儿五脏六腑（生理特点），成而未全，全而未壮。

脏腑娇嫩，形气未充——"稚阴稚阳"——不成熟。

生机蓬勃，发育迅速——"纯阳学说"——生长中。

下面两点，家长要高度重视。

一是，"儿为虚寒"（气虚质），主要受寒原因是享受空调、冰箱的结果，要高度重视孩子"阳气"的呵护和补充。

二是，孩子"脾常不足"，家长强迫进食，会积食伤脾，保护脾胃最好的方法是消食导滞。

5. 精神因素　强烈的精神刺激可直接损伤人的机体结构，使健康体质的基础发生动摇。

6. 饮食因素　体质依赖于后天水谷的滋养，水谷是人体不断生长发育的物质基础，但喂养不当，也会引起人体发病，如平时吃了太多冰冻的食品，喝冰镇饮料，也会导致阳虚质。

7. 药物因素　使用过量的抗生素、大量激素，或者经常使用清热解毒的药物，过度饮用具有清热解毒作用的凉茶，都会损伤阳气。

此外，体质的差异，还与社会因素、运动、疾病有关。由于人们所处的社会地位不同，情志、劳逸各不相同，物质生活也有优劣之分，从而导致了不同的体质特征。

三、有的孩子长不高、体重轻、吃不好、睡不好是怎么回事

孩子的生长发育，维持生命的一切物质，都靠脾胃供给。中医认为，脾胃为"后天之本"，人体通过脾胃消化、运输来自饮食的营养物质以供养机体。

孩子长不高，体重轻，吃不好，睡不好，是由于孩子脾胃虚弱造成的。孩子脾胃虚弱又是怎么形成的？

饮食方面：不良的饮食习惯是导致儿童脾胃虚弱最主要的原因。比如，有些孩子喜欢吃寒凉的食物，如果不加以节制，很容易损伤脾胃，造成脾胃虚寒，功能下降，从而影响食物消化吸收。有些孩子有挑食、偏食的习惯，遇到自己喜欢吃的，就暴饮暴食，一次吃太多；很容易导致肠胃积食，消化不良，增加肠胃负担，脾胃进一步受损，进入恶性循环。另外，过食油腻食物，滥用清

热类药物，也会对儿童的脾胃健康造成威胁。

起居方面：人体脾胃喜温怕寒，寒凉会损伤脾胃。因此，过度使用空调，不注意及时保暖，也会对孩子的脾胃造成不良影响。

运动方面：现在的孩子，尤其是大城市的孩子，爱玩游戏、看电脑等，经常坐着，运动少，易导致食物在肠胃集聚，不利于食物的消化吸收。

情志方面：思虑过度也会损伤脾胃。现在的孩子学习任务重，考试不断，看书太多，难免会伤脾胃。

四、脾胃虚弱的儿童该如何养护

脾胃虚弱最关键的问题是合理喂养，注意培养合理的饮食、卫生习惯。有些孩子不爱吃饭，家长就要找原因，可能是喂养不当导致的；有些家长整天端着饭碗追着孩子满屋子跑，这是一种非常不好的喂养方式。另一部分的确与脾胃虚弱有关，但不管哪一种情况，作为脾胃虚弱的恢复药物应该是辅助的，长期服药会破坏儿童免疫力、抵抗力，对脏器损害严重。家长可着重从饮食方面调理，注重营养搭配，注重儿童良好生活习惯的培养。

日常护理中千万别着凉。一方面，中医认为，太凉的食物入胃后会伤阳气；另一方面，脾胃虚弱的孩子容易外感，这种情况下如果着凉，也很容易感冒，所以，这种孩子在养护方面要注意。

喂养坚持适度原则。中医认为，小儿脾胃运化功能较弱，多食则伤胃，过饥则伤脾，俗话说"若要小儿安，三分饥与寒"，建议在儿童喂养方面要注重营养搭配、坚持适度原则，禁忌儿童过度进食，以免使胃肠负担加重。

健脾药物、食疗药膳、小儿推拿等中医调理方法可健运脾胃，使儿童的消化功能逐步恢复。

◇春季

优点：阳光普照，去室外晒太阳，能够协助补充维生素 D。

缺陷：春季是细菌滋生的时节，流行性感冒以及花粉过敏症也常常出现在这个季节，比较容易生病，所以，宝妈要格外小心。

◇夏季

优点：水果比较丰富，能够补充充足的维生素。

缺陷：夏天温度高，但是宝宝皮肤薄，脂肪多，代谢比较旺盛，容易患湿疹、痱子等皮肤疾病以及肠胃疾病。

◇秋季

优点：天高气爽，蔬菜、水果丰富，能够保证营养需求。

缺陷：气温变化大，稍不注意宝宝就会生病。

◇冬季

优点：冬季细菌较少，宝宝不容易患细菌性疾病。

缺陷：冬天温度低，不容易晒到太阳，可能会导致宝宝缺乏维生素 D，进而影响宝宝的生长发育。

六、日常饮食、起居、疾病及药物与小儿体质的关系

1. 饮食营养 五谷为养，五果为助，五畜为益，五菜为充。丰富多样的饮食对小孩儿大有裨益，但若五味偏嗜日久（食甜成疳，食饱伤气，食冷成积，食酸损志，食苦耗神，食咸闭气，食肥生痰，食辣伤肺），可影响人体体质，甚至发生疾病而影响健康乃至生命。

饮食不足——体质虚弱。

饮食偏嗜——体质偏倾。

过食肥甘厚味——易成痰湿体质。

过食辛辣——易成阴虚火旺体质。

过食咸味——易成心气虚弱体质。

过食生冷、寒凉——易成脾气虚弱体质。

过食醇酒佳酿——易成湿热体质。

饮食无度——易成形盛气弱体质。

目前，不少孩子由于长期挑食、偏食及吃零食等不良饮食习惯，导致体质弱，易患疾病，应引起临床医师及各位家长重视。

2. 生活起居　《诸病源候论·小儿杂病诸候一·养小儿候》对初生婴儿的护理，提出了："天和暖无风之时，令母将抱日中嬉戏，数见风日，则血凝气刚，肌肉硬密，堪耐风寒，不致疾病。若常藏在帏帐之内，重衣温暖，譬如阴地之草木，不见风日，软脆不任风寒"。

说明应加强小儿户外活动，充分吸收阳光，衣被调护适宜等，对小儿养护有重要作用。

警句： 要得小儿安，常带三分饥与寒。

3. 疾病与药物　疾病是机体阴阳失衡的表现，药物则可调整机体的阴阳平衡，二者可使阴阳急剧变化而影响体质的稳定，进而改变人的体质。这在小儿时期尤为明显。

患病以后，由于药物使用不当，或长期、大剂量地使用某些药物而影响体质的情况在临床中相当常见。

古代医家特别告诫：小儿气血未充，而一生盛衰之基全在幼时培养之得失，故饮食之宜调，而药饵当慎之。

七、是否存在多种体质

小儿体质一般以单一出现为主，也常相兼而见，有的孩子可同时兼见两种或两种以上的体质特点。另外，体质类型也不是一成不变的，可以互相转化。比如平和质的孩子，由于疾病、或用药过量、或饮食等调节失宜，可转化为偏颇质；痰湿质容易转成气虚质，气虚也可兼见痰湿；内热质则容易变成气阴两虚，气阴两虚也可转而兼见内热。

八、小儿体质的分类原则

中医体质学主要是根据中医学阴阳五行、脏腑，精、气血、津液等基本理论来确定人群中不同个体的体质差异性。其具体分类方法有阴阳分类法、五行分类法、脏腑分类法、体型胖瘦分类法以及禀性勇怯分类法等。

身体素质的特征是复杂的，但根据脏腑、气血、阴阳的功能状态以及邪气的有无，可以分为正常体质与异常体质两大类。

阴阳分类法：可以分为阴阳平和质、偏阳质和偏阴质三种类型。

五行分类法：《灵枢经·阴阳二十五人》运用五行学说理念，结合人体肤色、体形、禀性，以及对自然界变化的适应能力等方面的特征，将人的体质分为了五种，即木形人、火形人、土形人、金形人和水形人。

脏腑分类法：根据五脏禀赋，分为均衡质、脾肺质、脾肾质等。

体型胖瘦分类法：可以分为胖人、瘦人、胖瘦适中人。

禀性勇怯分类法：可以分为勇敢之人、怯懦之人、中庸之人。

现代体质分类法：九分法，根据小儿的生理特点，小儿体质分为平和质、气虚质、阳虚质、阴虚质、脾虚质、痰湿质、湿热质、气郁质、特禀质。小儿体质只有一种平和，另外八种为偏颇。

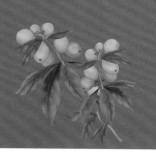

第五章

平和质（精力充沛）孩子的
特征与调养

平和质是指气血阴阳平衡，身体无不适表现为主要特征的体质状态，就是健康的状态。

健康：没有疾病或衰弱，且身体、心理和社会适应的完好状态。——世界卫生组织（WHO）

如何评估身体是否健康？主要从以下六方面进行。

舌象：淡红舌，薄白苔，舌体大小适中，舌苔干湿适中，不滑不燥。

形体特征：匀称、健壮、适中。

心理特征：性格随和开朗。

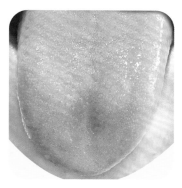

淡红舌，薄白苔，舌体大小适中，舌苔干湿适中，不滑不燥

常见表现：面色好、胃口好、睡眠好、精力好、二便好（五好儿童）。

患病倾向：平素患病较少。

适应能力：对自然环境和社会环境适应能力较强。

最重要的特征是精力充沛。

⊙ 特别提醒

《黄帝内经》的养生精髓是"阴平阳秘，精神乃治"。

平和体质是正常的、健康的体质，可谓不偏不倚，对自然环境和社会环境适应能力较强。

♥ 饮食建议

平和体质的孩子，机体处于阴阳平衡状态，饮食调理方面也应注意保持这种平衡。膳食平衡，食物多样化，建立杂食观。合理调配、五味调和、饮食卫生、饮食有节、避开禁忌的食物、维护肠道干净，对于孩子一日三餐的膳食，要合理安排，给孩子一份健康早餐——吃对食物，孩子健康有潜力。

■ **一** **饮食选择的原则**

1. 合理搭配　早在 2 000 多年前，《黄帝内经素问·脏气法时论》告诉我们："五谷为养，五果为助，五畜为益，五菜为充，气味合而服之，以补精益气"，即最佳膳食配伍原则。同时还告诉我们不可暴饮暴食，避免五味偏嗜。中医的饮食观点与现代营养学[如《中国居民膳食指南（2016）》] 提出的饮食金字塔的观点（粗、细，荤、素）是一致的。

平衡膳食宝塔共分为五层，包含我们每天应吃的主要食物种类。

谷薯类食物：位居第一层，每人每天应该吃 250~400 克。

蔬菜和水果：位居第二层，每天应摄入蔬菜 300~500 克，摄入水果 200~350 克。

鱼、禽、肉、蛋等动物性食物：位居第三层，每天应该吃 120~200 克（鱼虾类 40~75 克，畜、禽肉 40~75 克，蛋类 40~50 克）。

奶类、大豆和坚果类：位居第四层，每天应该吃奶类及奶制品 300 克，大豆和坚果制品 25~35 克。

烹调油和盐：位居第五层——塔尖，每天烹调油不超过 25~30 克，食盐不超过 6 克。

有人会问究竟什么食物最有营养？其实食物的营养都是相对的，每一类食物各有其特点，都很重要，要追求最佳营养，关键是要合理膳食，而合理膳食重在"气味合而服之"，也就是要合理搭配、五味调和、合理烹调，才能达到"补精益气"的作用。

合理膳食的核心是"杂"食。每天摄入的食物种类越多，越能达到营养平衡。因此，只有食物多样，合理搭配，人体才能获得品种齐全的 7 大类营养素——蛋白质、糖、脂肪、维生素、微量元素、水及膳食纤维。

2. 五味调和　所谓五味，是指酸、苦、甘（甜）、辛（辣）、咸。味道不同，作用也不同。

酸：中医认为，酸生肝。酸味食物有增强消化功能和保护肝脏的作用，常吃不仅可以助消化，杀灭胃肠道内的病菌，还有预防感冒、降血压、软化血管的功效。以酸味为主的山楂、橙子、乌梅、山茱萸、石榴、西红柿，均富含维生素 C。

苦：中医认为，苦生心，苦味入心，能泄、能燥、能坚阴。苦味具有除湿和利尿的作用，如苦瓜、苦菜、蒲公英、莲子，常吃能除湿、利尿。

甘：中医认为，甘生脾。食甘具有补养气血，补充热量，解除疲劳，调胃、解毒、和缓、解痉挛等作用，如红糖、龙眼肉（桂圆）、蜂蜜、米面食品等。

辛：中医认为，辛生肺，有发汗、理气的功效。人们常吃的葱、蒜、姜、辣椒、胡椒，均是以辣为主的食物，这些食物中所含的"辣素"既能保护血管，又可调理气血、疏通经络。经常食用，可预防风寒感冒。

咸：中医认为，咸生肾，具有调节人体细胞和血液渗透、保持人体正常水液代谢的作用。呕吐、腹泻、大汗之后宜喝适量淡盐水，以保持正常水液代谢。咸味有泻下、软坚、散结和补益阴血等作用，如盐、海带、紫菜、海蜇等。

因此，在选择食物时，必须五味调和，才有利于身体健康。若五味过偏，会引起疾病的发生。

3. 饮食要卫生 归纳起来，大致有二：①饮食宜新鲜；②以熟食为主。

4. 饮食有节 包含两层意思，进食要定量、定时。

定量：是指进食宜饥饱适中，恰到好处。过分饥饿，则机体营养来源不足，无以保证营养供给。饮食过量，在短时间内突然进食大量食物，势必加重胃肠负担，无益于健康。

定时：是指进食宜有固定的时间。有规律的定时进食，可以保证消化、吸收功能有节奏地进行，脾胃则可协调配合，有张有弛。自古以来，就有"早饭宜好，午饭宜饱，晚饭宜少"之说。大家知道其中的原因吗？这是因为：一日之内，人体阴阳气血的昼夜变化、盛衰各有不同。白天阳气盛，故新陈代谢旺盛，需要的营养供给也必然多，故饮食量可略大；夜晚阳衰而阴盛，多为静息入寝，故需要的营养供给也相对少些。

5. 避开禁忌的食物

🍃 注意食物不同的性味：①温性、热性食物：大多能温中、散寒和助阳，适于体质虚寒者或冬令季节食用，如牛肉、羊肉、狗肉、荔枝等。阳虚者常吃这类食物可改善怕冷的感觉，从而增强体质；阴虚者则不宜多吃，多吃会使内热加重，出现咽干、牙龈肿痛、牙龈出血、便秘等症状。②寒性、凉性食物：一般具有清热泻火、解毒养阴的功效，适用于体质偏热者或暑天食用，如生梨、生藕、芹菜、百合、甲鱼等。阴虚者常吃这类食物可以清火，改善怕热的感觉，有助于增强体质，其中有些食物在夏天还可以消暑；阳虚者则不宜多吃，多吃反而会更加怕冷或影响消化，使大便稀薄。

🍃 避开浓茶、肥肉、过甜、过酸、过咸、冷饮等食物。

6. 维护肠道干净 必须做到三个方面。

首先，选择食物宜新鲜，以熟食为主。

其次，注意讲卫生，很多孩子有喜欢吃手的习惯，俗话说："病从口入"。孩子的嘴，是用来吃食物的，但由于婴幼儿抵抗力差，一不小心，吃了不干净的东西，或喝了生水，就有可能吃出病来，很容易腹泻，甚至危及生命。俗话说："好汉架不住三泡稀"。家长尤其要重视，不要让孩子经常吃手，或吃不干净的衣服和玩具。

最后，还要吃含纤维素的食物，促进肠蠕动，排出体内的废物。

7. 合理安排一日三餐的膳食 一般情况下，一天需要的营养，应该均摊在三餐之中。每餐所摄取的热量应该占全天总热量的 1/3

左右，但午餐既要补充上午消耗的热量，又要为下午的工作、学习提供能量，可以多一些。所以，一日三餐的热量，早餐应该占30%，午餐占40%，晚餐占30%。

二、培养健康的饮食习惯

"小孩子每天就这么几件事：吃、喝、拉、撒、睡"。这是夸张地形容孩子生活中的必做之事。其实，这样形容对孩子来说不太公平，孩子正是从吃、喝、拉、撒、睡中学习了生活的本领，既然"吃"放在了第一位，那么，饮食习惯就彰显了它的重要意义。

培养孩子健康的饮食习惯，要从婴儿开始，包括按时进餐、坚持吃早餐、细嚼慢咽、睡前不饱食、进食专心、进食姿势正确、食后漱口、食后摩腹、食后散步、保持良好的进食心情和气氛（进食宜乐）及培养孩子餐桌上的"礼仪"等。

1. 按时进餐 如果孩子进餐的时间没有规律，则可能导致孩子暴饮暴食或偏爱零食。不吃早饭，孩子的思考力和注意力就会下降；不按时吃午饭，孩子会因晚上暴食而肥胖，而且临睡前让孩子吃得太饱，会增加他的肠胃负担，影响睡眠，使免疫力下降。保证孩子按时进餐是妈妈们的首要任务。

2. 坚持吃早餐 不吃早餐可能对身体有以下危害。

孩子反应迟钝：早饭是大脑活动的能量之源，如果没有进食早餐，体内无法供应足够血糖以供消耗，便会感到倦怠、疲劳、注意力无法集中、精神不振、反应迟钝。

慢性病可能"上"身：不吃早餐，饥肠辘辘地开始一天的工作，身体为了取得动力，会动用甲状腺、副甲状腺、脑垂体等，去燃烧组织，除了造成腺体功能亢进之外，更会使得体质变差，患上慢性病。

● 肠胃可能要"造反"：不吃早餐，直到中午才进食，胃长时间处于饥饿状态，会造成胃酸分泌过多，容易患胃炎、胃溃疡。

● 便秘"出笼"：在三餐定时的情况下，人体内会自然产生胃结肠反射现象，简单说就是促进排便；若不吃早餐成习惯，长期可能造成胃结肠反射作用失调，于是产生便秘。

● 更易导致肥胖：不吃早饭，会使午饭和晚饭吃得更多，瘦身不成，反而更胖。

3. 睡前不饱食　睡前饱食的害处：不容易入睡，使胃肠负担加重。民间流传："少吃一口，舒坦一宿；多吃一口，半夜不宁。

4. 细嚼慢咽　养成细嚼慢咽的习惯，也是养生之道。细嚼慢咽有很多好处。

● 促进消化：细嚼可减轻胃肠负担，帮助消化，提高摄取营养的效率。

● 预防肥胖症：咀嚼与预防肥胖也有很密切的关系。人体大脑中有控制食欲的中枢，多用一些时间咀嚼食物，食欲中枢能发出正确的指令，使孩子的饮食适量并有饱腹感，长期下去，自然可避免食因性肥胖症。

● 促进血液循环：多咀嚼具有改善脑部血液循环的作用。咀嚼时，下颌肌肉牵拉该部位的血管，加速了太阳穴附近血液的流动，从而改善了心、脑血液循环。此外，多咀嚼还可使大脑神经松弛，缓解精神紧张，对人体健康大有益处。

● 固齿作用：进食时口腔呈酸性，这种环境很适合细菌滋生，牙齿表面的钙和磷也开始溶解。咀嚼后唾液大量分泌，中和了口腔里的酸，抑制细菌生长，钙和磷的溶解也被扼杀了，发挥了固齿的功效。

5. 进食宜乐　愉快的心情有利于胃的消化，可使食欲大增，这就是中医学中所说的肝疏泄畅达则脾胃健旺。反之，情绪不好，恼怒生气，则肝失条达，抑郁不舒，致使脾胃受其制约，影响食欲，妨碍消化功能。

6. 进食姿势 一些孩子喜坐低凳或蹲着吃饭，蹲着吃饭既不雅观，又有碍健康。因为蹲食，下股弯曲，腹股沟动脉受到压迫，血液循环势必受阻，妨碍了向胃部毛细血管供血，胃肠不能正常蠕动，不但会引起消化功能失调，而且还有形成溃疡的可能。也有一些孩子边吃边走、边走边吃，既不文明，又不卫生，因为空气中的尘土、微生物以及有害气体容易入侵，对健康的不利也是极明显的。所以，进餐时应当端坐，上体与大腿的夹角应大于90°，这样才能保证食物畅通入胃。

7. 食宜专心 进食时，应该将头脑中的各种琐事尽量抛开，把注意力集中到饮食上来。进食专心致志，既可品尝食物的味道，又有助于消化吸收，更可以有意识地使主食、蔬菜、肉、蛋等食品杂合进食，做到"合理调配"。倘若进食时，边看电视，边吃饭，没有把注意力集中在饮食上，心不在"食"，那么，也不会激起食欲，纳食不香，自然影响消化吸收。

8. 食后漱口 进食后还要注意口腔卫生。进食后，口腔内容易残留一些食物残渣，若不及时清除，往往引起口臭，或发生龋齿、牙周病。食后漱口可使口腔保持清洁，防止口臭、龋齿等疾病。

9. 食后摩腹 这种方法有利于腹腔血液循环，可促进胃肠消化功能，对全身健康也有好处，是一种简便易行、行之有效的养生法。

10. 食后散步 进食后，不宜立即卧床休息。在饭后，散步是最好的活动方式，边散步，边摩腹，有利于胃肠蠕动，促进消化吸收。俗话说："饭后百步走，能活九十九"。

🦋 生活起居

养生应根据四时季节的阴阳变化而调整，顺应自然规律以得天地之养。四季具有春温、夏热、秋凉、冬寒的特点，生物体也相应具有春生、夏长、秋收、冬藏的变化。四季的作息时间应根据季节阴阳相互关系的不同而有所区别，"春夏养阳"则春天宜早睡早起，夏天宜晚睡早起，因夏天昼长夜短，故要适当午睡；"秋冬养阴"则秋天宜早睡早起，冬天宜早睡晚起（1~2 岁的孩子每天睡 13~14 小时；>2~4 岁的孩子每天睡 12 小时；>4~7 岁的孩子每天睡 11 小时；>7~15 岁的孩子每天睡 9~10 小时）。

🦋 运动指导

运动时，应该把握"度"。运动可促进气血的周流，"人之所有者，血与气耳"，而"气血冲和，万病不生""一有怫郁，诸病生焉"。但过与不及都是病，运动应该根据自身的具体情况，"适当"为度，不可不及，也不可太过。

长期坚持体育锻炼可以调理气机、增强体质、舒畅情志。平和质的孩子精力充沛、体力较好，既可选择散步等柔缓的运动，也可根据孩子的体力选择跑步、篮球、排球、足球、踢毽子、健身操、抖空竹等运动量较大的项目。视孩子体力和爱好量力而行。

🦋 按摩保健

坚持点按足三里、涌泉等保健穴位。

足三里穴属足阳明胃经，该穴位于小腿外侧，犊鼻（外膝眼）

下 3 寸，犊鼻与解溪连线上。该穴是保健要穴，脾胃为后天之本，经常按摩足三里穴有调节机体免疫功能、增强抗病能力、调理脾胃、补中益气、通经活络、疏风化湿、扶正祛邪等作用。

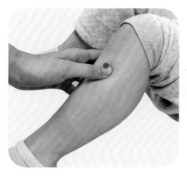 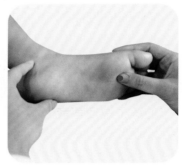

按揉足三里　　　　　　　　揉涌泉

涌泉穴属足少阴肾经，该穴位于足底前部凹陷处，第 2、3 趾趾缝纹头端与足跟连线的前 1/3 处，"肾出于涌泉，涌泉者，足心也"。肾是先天之本，经常按摩此穴，可使肾精充足，耳聪目明，精力充沛，行走有力。

💜 精神调摄

平和质的孩子性格随和开朗，心理素质较好，平时要多和朋友交流，培养对身心有益的兴趣爱好，与人为善，多帮助别人，不攀比，不计较，有助于保持平和的心理状态、建立良好的人际关系。

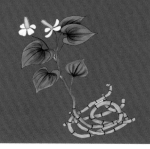

第六章

气虚质（疲乏无力）孩子的特征与调养

您的孩子说话声音是否较低，感觉没有力气，或者爬楼梯会上气不接下气？

您的孩子是否即使睡眠充足也给人疲惫不堪的感觉？

您的孩子与平常孩子比较，是否很容易感冒，特别是当天气变化或季节转变的时候，或者很容易患传染性疾病？

您的孩子是否非常喜欢安静，懒得动，不喜欢外出或走动，总想坐着或躺着？

您的孩子是否活动量稍大，或者进行轻微运动后，就感觉较累，容易出虚汗？

传说中气虚质的孩子是什么样子？让您的孩子来做个中医身体测评吧！

🍂 典型病例

案例一 王小妞，3岁，瘦小，多汗，孩子妈妈诉说，孩子白天总是把舌伸出口腔外面，夜间张着嘴睡觉，舌大，舌边好多齿痕、牙齿印。为防止孩子感冒，家长总是给孩子穿很多衣服。孩子不喜欢运动，稍微运动就出汗，有时来不及擦汗后受风，或睡觉踢被受凉，或汗出贪凉（对着风扇、空调吹）等，孩子总是感冒。

在日常生活中，孩子稍微一动就出汗，而且是大汗淋漓，走一会儿路就感觉乏力，让家长抱。诊断为气虚质。

孩子妈妈问：舌上有齿痕、牙齿印儿是怎么回事儿？是什么原因导致的？

舌上有齿痕、牙齿印儿，多为脾气虚、阳虚及痰湿。上面案例中这个孩子应该是由于脾气虚不能运化水湿，湿阻于舌而舌体胖大，受齿列挤压而形成齿痕。故舌有齿痕，一方面由于舌体水肿，属脾阳虚而湿盛；另一方面由于舌体肌肉松弛，张口不足，属脾气虚。肿胀舌头边缘一天 24 小时被压牙齿上，所以，当孩子伸出舌来，就会在舌边发现好多牙齿印儿。健康孩子的舌上是不应该有齿痕的。

造成齿痕舌的主要原因有以下两个方面。

第一，贪吃寒凉之物，把脾阳给伤了，或者孩子处在一个寒冷的环境里，外寒侵袭了孩子，压制了孩子体内的阳气。

第二，运动少或不运动。孩子在运动时，往往浑身发热、流汗，这不仅能祛除湿，还是一个刺激阳气生发、提高身体功能的过程，和晒太阳的道理也是一样的，但现在很多孩子都怕太阳晒，这实在是可惜了。现在孩子运动的机会少了，又不晒太阳，排汗减少，湿气困在体内越来越多，舌头上的齿痕慢慢就出来了。

案例二 刚才，我讲的是一个瘦小体弱的孩子，现在讲的是一个体胖的孩子，7 岁，40 千克，外表看上去身强体壮，会误以为身体健康，可一张嘴巴，舌大塞满了整个口腔，舌边好多齿痕、牙齿印儿，经询问，孩子多汗、气短，爬 3 层楼梯就气喘吁吁，经常待在家里，能躺着不坐着，能坐着不站着，不愿意外出活动，经检查，小小年纪，缺钙、锌，还有血脂超标、脂肪肝等一大堆问题。

孩子妈妈着急了，问我怎么办?

我说，让孩子饮食多样，多去锻炼，上学少坐车，尽量走路。只要坚持锻炼，每天走路上学，多运动，多爬楼梯，这个病就会好! 孩子在妈妈的陪同下开始进行运动了。上学不坐车了，每天徒步半小时上学，每天来回4次，一天走2小时，半年后，孩子的妈妈陪同孩子来体检，体重下降10千克，所有指标全部正常，看到这个结果，大家开心得不得了。

上面2个案例，均诊断为气虚质。但气虚质的孩子有的消瘦，也有的肥胖。

前一个气虚质的孩子身体消瘦，是因为气虚不能把营养物质输送到周身。若气虚不能固表，则常自汗出。气虚不荣，故舌质淡，脉无力。因此，调理时要注意，还兼有脾虚质，除了补气，还需健脾，选用玉屏风散合异功散加减:黄芪10克，白术10克，防风5克，太子参5克，茯苓10克，山药15克，陈皮5克，煅牡蛎15克，炙甘草5克。每日1剂，水煎服，每次50毫升，每日3次，可连续服用3个月。

后一个气虚质的孩子身体发胖，是因为气虚不能运化体内的津液，水湿潴留，故身体偏胖。因此，调理时要注意，还兼有痰湿质，除了补气，还需利湿，选用玉屏风散合平胃散加减:黄芪10克，苍术10克，防风10克，厚朴5克，茯苓10克，半夏5克，陈皮5克，薏苡仁15克，煅牡蛎15克。每日1剂，水煎服，每次50毫升，每日3次，可连续服用3个月。

孩子妈妈问:气虚质的孩子为什么总是感冒?

易感冒的人往往是因为卫气虚。"卫气"是行于脉外而具有保卫作用的气，是人体体表、表皮的一层防卫系统，有防御外邪、温养全身和调控腠理的生理功能。

气虚质的孩子生病，如果经常使用抗生素（中医认为，抗生素是寒凉药，寒凉药物会损伤胃肠，影响胃肠的消化功能，导致消化不良，不想吃饭），就会造成营养不良、体力不够、卫气虚弱、抵抗力差，于是就容易感冒；感冒又吃抗生素。如此恶性循环，感冒因此不易治愈。如卫气强，表示身体的防卫系统功能强固，则不容易感冒。

✿ 那"气"是怎么来的呢？

气虚质是一种正气虚弱的体质类型。"气"是生命活动的动力，循序渐进地支持我们的身体从早到晚的活动，直至生命消亡。

肾为气之根，肾藏先天之精，其所化生的先天之气，是人体气之根本。

脾胃为生气之源，脾土运化，胃主受纳，脾胃吸收的水谷之精及其化生的血与津液皆可化气，统称为水谷之精气，此乃人体气的主要来源。

肺为气之主，肺司呼吸，吸入自然界的清气，呼出浊气，保证气的生成。其中，脾胃和肺与后天之气的生成关系密切，更与我们的生活习惯密切相关。

❤ 舌象与舌外特征

如何评估是否气虚？主要从以下几方面进行。

舌象特征：舌淡红，舌体胖大，边有齿痕。

形体特征：肌肉松软，体型偏虚胖或胖瘦均有。

心理特征：性格内向、情绪不稳定、胆小不喜欢冒险。

常见表现：肢体容易疲乏，精神不振，气短，懒言，语音低怯，易出汗；面色萎黄或淡白，唇色少华，毛发不泽，头晕，健忘，大便正常，或虽便秘但不硬结，或大便不成形，便后仍觉未尽。

适应能力：不耐受风、寒、暑、湿邪。

患病倾向：体虚感冒、疲劳综合征、多汗症、营养不良、贫血、内脏下垂、虚劳、过敏症等；或抗病能力弱，迁延不愈。

最重要的特征是疲乏无力。

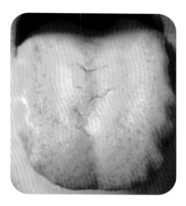

舌淡红，舌体胖大，边有齿痕

特别提醒

《黄帝内经素问》有"正气存内，邪不可干""邪之所凑，其气必虚"的说法，也就是说，气足的人，比较容易抵御各种病菌的侵袭，而气不足的人则会出现各种各样的症状。

健康要诀：严防邪气损伤正气；选择不太累的运动；感冒期间不宜锻炼。

气虚质兼夹其他体质的舌象特征如下。

舌胖嫩，如镜面：这种舌象是典型的气阴两虚，这类患者会出现乏力、气短、精神萎靡、消化较差等症状。

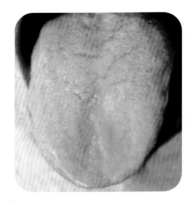

舌胖嫩，如镜面

舌淡红，稍胖大，舌尖有分散的瘀点：这类舌象多见于慢性消耗性疾病，是由于长期正气亏虚、气虚血瘀所致。

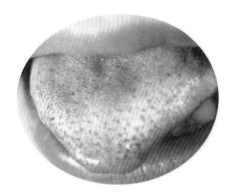

舌淡红，有瘀点

💜饮食建议

气虚体质的孩子可以通过饮食的方法进行调节，一般来说应该选择具有补气作用的食物，进食量也应根据身体的具体情况而定，不可过多或过少。下面介绍一些关于气虚质孩子的饮食宜忌。

气虚是人体功能减退，不一定到疾病的程度，气虚孩子需补气。

⚘ **气虚之人，适宜下列食物与中药。**

牛肉、牛肚、鸡肉、猪肚、羊肚、鳜鱼、泥鳅、白扁豆、粳米、香菇、人参、太子参、黄芪、栗子、山药、大枣等。可经常交替选用。

牛肉： 味甘、性平，归脾、胃经。作用：补脾胃，益气血，强筋骨。宜于脾胃虚弱，食少便稀，中气下陷，慢性泄泻。

鸡肉： 味甘、性温，归脾、胃经。作用：补中益气，补精添髓。宜于脾胃虚弱，疲乏，纳食不香，慢性泄泻。实证、热证、疮疡及痘疹后忌食。

猪肚（猪胃）： 味甘、性温。作用：补益脾胃。宜于虚弱、泄泻，可用于胃下垂和消化性溃疡。

牛肚（牛百叶）： 味甘、性温。作用：益脾胃，补五脏。宜于病后气虚，脾胃虚弱，消化不良。

羊肚（羊胃）： 味甘、性温。作用：补虚弱，益脾胃。宜于形体瘦弱、脾胃虚寒。

鳜鱼： 味甘、性平，归脾、胃经。作用：补脾胃，益气血。宜于脾胃虚弱，食欲不振。虚寒证、寒湿证忌食。

泥鳅： 味甘、性平，归脾、肺经。作用：补中益气，利水祛湿。宜于中气不足、泄泻、脱肛。

粳米（大米、硬米）： 味甘、性平，归脾、胃经。作用：补中益气，健脾和胃。宜于中气不足，倦怠乏力，食少便溏，脾胃不和，呕吐、泄泻。

白扁豆： 味甘、性微温，归脾、胃经。作用：健脾化湿，清暑和中。宜于脾虚湿盛，食少便稀，暑湿吐泻。气滞腹胀者忌食。

香菇：味甘、性平。作用：益胃气，托痘疹。宜于脾胃虚弱，食欲不振，倦怠乏力。属于发物，麻疹和皮肤病、过敏性疾病患者忌食。

人参：众人皆知的补气中药，能大补元气。《药性论》记载人参："补五脏气不足"。《医学启源》记载人参："治脾胃阳气不足及肺气促，短气、少气，补元气"。气虚者食用人参，颇有功效，气虚兼有阳虚或脾虚或肺虚者，食之更宜。同样的道理，党参和太子参也有与人参相同的作用，也适宜气虚体质服食。《医学衷中参西录》记载人参："能补助气分，并能补益血分。"故气虚者宜食。由于西洋参性偏凉，且有养肺阴和降虚火的作用，所以，对气虚而兼有肺阴不足者更为适宜。有学者认为，人参可导致性早熟，故多用太子参。

太子参：其性平，味甘、微苦，功能补肺健脾，益气生津，可用于脾气虚弱所致的食少、倦怠、小儿清瘦，肺虚咳嗽，自汗，心悸，津液不足所致的口渴及病后气阴两亏等病症。

黄芪：中医极为常用的补气中药，民间常用的补气食品。不少医书都称"黄芪补一身之气"。《本草求真》认为："黄芪为补气诸药之最，是以有耆之称。"根据医家习惯，黄芪常与党参或太子参或人参同服，则补气之力愈佳，气虚体质食之更宜。

山药：味甘、性平，归脾、肺、肾经。作用：补气健脾，养阴益肺，补肾固精。宜于脾气虚弱，食少便溏，慢性泄泻。湿盛、气滞胀满者忌食。

栗子：味甘、性温，归脾、胃、肾经。作用：补脾健胃，补肾强筋，活血止血。宜于脾虚食少、反胃、泻泄。气滞腹胀者忌食。

大枣：味甘、性温，归脾、胃经。作用：补益脾胃，养血安神。宜于脾胃虚弱，食少便稀，疲乏无力。气滞、湿热及便秘者忌食。

🌸 气虚之人，忌食下列食物。

气虚不仅仅导致体形发生改变，脸色也会变得蜡黄或者是苍白，身体抵抗力等都会出现下降。因此，气虚质的孩子在日常饮食中一定不能够大意，一些不能吃的食物千万别碰。不宜食耗气破气、难消化、生冷饮品及苦寒、辛辣燥热等寒热偏性明显的食物。

山楂：俗称山里红、棠株。虽有开胃消食作用，但同时又有耗气破气之害。正气不足、气虚下馅之人，切忌多食。《随息居饮食谱》记载："多食耗气，羸弱人或虚病后忌之。"《得配本草》中也明确告诫："气虚便溏，脾虚不食，二者禁用。"

大蒜：味道辛辣，刺激性大，多吃可动火耗血。《本草纲目》记载大蒜："辛能散气"。《本草经疏》记载大蒜："气虚血弱之人，切勿沾唇。"《本草衍义补遗》记载："其伤脾伤气之祸，积久自见。"由于大蒜味道辛辣，而辛辣能够起到散气的作用，所以说，气虚患者最好不要服用大蒜，避免身体更加虚弱。由此可知，气虚之人忌吃大蒜。

萝卜缨：即萝卜的叶子，日常可以作为蔬菜服用。中医认为，萝卜缨性平，服用之后和萝卜一样，具有行气、破气的作用。所以说，日常一些气虚、体弱、容易气短乏力的人，最好不要长期大量地服用萝卜缨以及萝卜。《饮片新参》记载："气虚血弱者禁用。"此外，萝卜籽的破气之力更强，《本草从新》记载："虚弱者服之，气喘难布息。"气血虚弱者最好不要服用，否则会加重气喘的情况，另外，萝卜籽破气的作用更大，气虚患者千万别服用。

苤蓝：久食多食有伤气、耗气之弊，凡气虚之人应忌食之。《本草求原》记载："苤蓝耗气损血，病后忌之。

芜菁：俗称大头菜，有开胃、消食、下气的作用。虽有似萝卜之功效，如《医林纂要探源》中所说："下气宽中，功用略同萝卜。"

但也有类似萝卜行气耗气之弊，故气虚之人不宜多吃久吃。

胡椒：多吃久吃有动火耗气之害。元代名医朱丹溪指出："胡椒，大伤脾胃肺气，久则气大伤，凡病气疾人，益大其祸也。"清·黄宫绣曰："胡椒比之蜀椒，其热更甚。况走气动火，阴热气薄，最其所忌。"由此可见，无论是脾气虚还是肺气虚，皆不宜食。

此外，气虚质的孩子还应当忌吃或少吃荞麦、柚子、柑、金橘、金橘饼、橙子、荸荠、生萝卜、芥菜、薤白、菊花等。

🌼 生活起居

居室环境应采用明亮的暖色调。不过劳，不熬夜。

气虚质的孩子最怕季节转换、气温骤升骤降，避免汗出受风。所以说，严寒酷暑，起风落雨，首当其冲病倒的往往是气虚质的孩子。所以，就要注意预防，如适当增减衣服、保持空气流通、避暑等。

气虚质的孩子注意双脚保暖，尤其是春、秋与冬季的夜晚，睡觉时应穿上袜子，使双脚保暖。或晚上睡觉前用温热水（38~40℃）泡脚 20 分钟，泡脚时水量要没过脚面，泡后双脚要微微发红，能促进血液循环，提高身体的耐寒及抗病能力。

🌼 运动指导

气虚质的孩子运动时很容易疲劳、出汗，甚至气喘。因此，不宜进行强体力运动，注意"形劳而不倦"，历代养生家也说"养生之道，常欲小劳"，所以，气虚质可选择适当的运动，循序渐进，持之以恒。锻炼宜采用低强度、多次数的运动方式，适当增加锻炼次数，而减少每次锻炼的总负荷量，控制好运动时间，循序渐进地进行。气虚质的孩子不宜做大负荷运动和大出汗的运动，忌用猛力和做长久憋气的动作，以免耗损元气。从现代运动生理的角度分析，气虚质脏腑功能状态低下，主要是心肺功能不足，慢跑、健步走等也是有效加强心肺功能的锻炼方法，可适当选用。

选择缓慢的有氧运动，如登山；也可选择传统健身项目，如八段锦。在做完全套八段锦动作后，将"两手攀足固肾腰"和"攒拳怒目增气力"各加做1~3遍。避免过度运动，使气虚加重。

适体质原则	运动项目	时间/频率	备注
运动量小且较和缓的项目，先选择小运动量，以后逐渐加大运动量，循序渐进	散步、爬楼梯、踢毽子、放松性游泳等	每周至少3~5天，每次持续30分钟	不宜做强度大和出汗过多的运动，或用力过猛，以免耗伤元气

🐱 食疗药膳

芪枣合汤： 取黄芪15~30克、大枣10克、百合30克，一起下锅炖，时间30~40分钟，之后连汤带料一起食用。这三味原料中，黄芪性温热，有补气的功效；大枣是补血补气、健脾胃的佳品；百合能够滋阴养肺。三者结合，对气血两虚的患者大有好处，能够缓解乏力、怕冷症状，也能够滋润皮肤。

黄芪童子鸡： 取童子鸡1只洗净，用纱布袋包好生黄芪9克，取一根细线，一端扎紧袋口，置于锅内，另一端则绑在锅柄上。在锅中加姜、葱及适量水煮汤，待童子鸡熟后，拿出黄芪包。加入盐、黄酒调味，即可食用。可益气补虚。

参枣汤： 取人参10克，大枣5枚。人参切片，大枣洗净备用。

人参放入砂锅中，加清水浸泡6小时，加大枣，煮约1小时即成。适用于气血亏虚，虚弱劳损。实证、热证者不宜食用。

💙 按摩保健

选穴： 气海、关元。

定位： 气海位于下腹部，前正中线上，当脐中下1.5寸；关元位于下腹部，前正中线上，当脐中下3寸。

操作： 用掌根着力于穴位，做轻柔缓和的环旋揉动，每个穴位按揉2~3分钟，每天操作1~2次。

还可以采用艾条温和灸，增加温阳益气的作用。点燃艾条或借助温灸盒，对穴位进行温灸，每次10分钟。艾条点燃端要与皮肤保持2~3厘米的距离，不要烫伤皮肤。温和灸可每周操作1次。

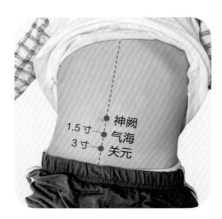

💙 中药调理

气虚质的孩子养生关键在于补气，气候一有变化，就打喷嚏、感冒、皮肤过敏，建议予玉屏风散调理。

玉屏风散是中医预防气虚感冒的专方，主要提升患者的"正气"以抵御外邪，适合于气虚质的人。此外，玉屏风散还能治疗症状轻微的早期感冒，比如伤风后出现鼻塞、怕冷等症状。

中医方剂里有"玉屏组合少而精，芪术防风鼎足行"之说，意思就是玉屏风散药味组成少而精，只有黄芪、防风、白术 3 味药物。黄芪是健脾补气药的代表，于内，可大补脾肺之气；于外，可固表止汗，特别适合治疗肌表卫气不固导致的体虚自汗，是方中的主要药物。白术则能健脾益气，帮助黄芪加强益气固表的功能，为辅药。防风异名叫"屏风"，可以解表祛风。前两味药，以扶正为主，而防风则以祛邪为主，本方剂正是"标本兼治"的巧妙结合。

还有一种情况是如果孩子面色白，提不起劲儿，蹲下去站起来时两眼发黑，要晕倒，可以吃补中益气丸。

此外，常用的补气药物有人参、黄芪、西洋参、太子参、党参、茯苓、白术、山药、灵芝、大枣等。

小儿膏方调理：气虚体质可以这样吃着"补"

健儿扶正膏

适应证 肺脾气虚，卫表不固的体弱儿，可用于减少小儿反复呼吸道感染、支气管炎、肺炎、鼻炎等疾病的发作频率，有助于增强患儿免疫功能。

处方 太子参、黄芪、焦神曲、炒麦芽、焦山楂、山药、灵芝、大枣、乌梅、熟地黄、煅牡蛎、白术、北沙参、黄精、补骨脂、防风、炙鸡内金、麦冬、枳壳、紫苏叶、陈皮、五味子、甜菊叶、炙甘草等。上述药物浸泡 12 小时，文火煎 3 次，过滤成药汁，加麦芽糖 250 克、冰糖 750 克，熬成膏药。

功效	益气健脾，固表止汗。
用法用量	1~3 岁，10 克 / 次；4~6 岁，15 克 / 次；6 岁以上，20 克 / 次，每日 2 次。3 个月为 1 个疗程。

💙 精神调摄

气虚质的孩子多性格内向、情绪不稳定、胆小不喜欢冒险，应培养豁达乐观的生活态度；思则气结，悲则气消，气虚者不可过度劳神或悲伤，要保持稳定平和的心态。

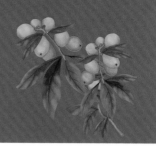

第七章

阳虚质（怕冷喜热）孩子的特征与调养

　　您的孩子是否感到怕冷，天气转凉或寒冷的时候，衣服是否较平常孩子穿得多？

　　您的孩子胃脘部、背部或腰膝部是否容易怕冷？

　　您的孩子跟平常的孩子比较，是否能耐受得了寒冷（如冬天的寒冷，夏天的冷空调、电风扇等）？

　　您的孩子是否比平常的孩子更容易感冒，特别是当天气变化或季节转变的时候？

　　您的孩子是否吃（喝）凉的、冰的东西会感到腹部不舒服，或者怕吃（喝）凉的、冰的东西，是否容易出现腹泻、腹胀、腹痛等现象？

　　传说中阳虚质的孩子是什么样子？让您的孩子来做个中医身体测评吧！

典型病例

　　案例一 我诊治过一个小男孩，5 岁，舌淡胖嫩，舌边多有齿痕，苔润，一年四季手脚冰冷，冬季更甚。全身怕冷得厉害，厉害到什么程度？冷到上肢过肘，下肢过膝，夏天大家都穿短袖、短裤，可这个孩子穿什么呢？穿了三件衣服，从内到外两件、毛背心一件，脚上还穿着棉鞋、袜子。因怕风，怕空调吹，身体裹得严严实实。

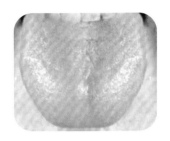

舌淡胖嫩，苔润

诊断：阳虚质之一——卫阳不足。身体怕冷（四肢怕冷，甚至腰背怕冷），怕风等一系列寒的现象，属于卫阳不足。

案例二 有一个小女孩，7 岁，来找我看诊时，孩子舌体胖嫩，舌边有齿痕，患营养不良、慢性腹泻。家长说孩子 2 年未长体重，慢性腹泻多年，腹部怕冷，不能吸凉气，吹空调、打开冰箱门马上就觉得胃部不舒服，难受。一吃寒冷的食品马上就拉肚子。因此，孩子现在一点儿凉冷的食品都不敢吃。追溯病因，是小女孩 2 岁时，因羡慕别的小女孩能吃冰激凌、冷饮，特别喜爱吃冰镇食品。

诊断：阳虚质之二——中焦虚寒。胃部怕冷，不能吃寒凉的东西，一吃就腹泻等一系列寒的现象属于中焦虚寒。

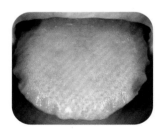

舌体胖嫩，舌边有齿痕

孩子妈妈问：孩子体内阳气不足导致的寒有哪些表现？

小孩阳虚质所表现的寒，怕冷的位置、程度、表现是不一样的，主要表现在四个方面。

第一种是卫阳不足。 人体抵御外邪的能力，在中医学中称为"卫阳"。阳气好比人体的卫兵，它们分布在肌肤表层，负责抵御一切外邪，保卫人体的安全。所以，阳气为一身之根本，养阳也是养生保健的根本。说的就是第一个孩子，主要表现为身体怕冷（四肢怕冷，甚至腰背怕冷），怕风等一系列寒的现象。可补气滋阴、暖中补虚。调理时选用玉屏风散合当归生姜羊肉汤：黄芪10克，白术10克，防风10克，太子参5克，当归10克，生姜30克，羊肉500克。煎煮，吃肉喝汤，特别适合冬季食用。

第二种是中焦虚寒。 说的就是第二个孩子，脾胃阳气不足，肚子怕冷，不能吃生冷、寒凉的食物，一吃就会腹泻。可温中祛寒、补气健脾。调理时选用小建中汤加减：桂枝10克，白芍20克，党参10克，白术10克，生姜10克，甘草10克，大枣10枚，红糖30克。每日1剂，水煎服，每次50毫升，每日3次，连续服用2~3个月。

第三种是肺阳不足。 易咳嗽、哮喘。

第四种是下焦虚寒。 表现为腰部、臀部怕冷，生殖系统怕冷——肾阳不足。夏季也怕冷，小肚子一吹风，马上就疼痛或不舒服。主要见于成年人，尤其是老年人多见，这里就不多讲了。

孩子妈妈问：阳虚质的孩子还有哪些不好的表现？

阳气作为"火力"，推动和固护孩子体内津液的顺利循环，维持着人体体温和脏腑、组织功能的正常运行。阳虚，通俗一点儿讲，就是生命之火不够旺盛，阴霾遮住了体内的"太阳"。

阳气虚了，生命之火不旺盛了，人体各个脏腑器官得不到温煦，人就会精神萎靡不振，面色发白，肌肉松软，手足发凉。同时因为温煦不够，身体内的水液不能蒸腾，而是始终以湿、浊的状态储存在体内，所以，会出现口淡不渴、大便溏薄、小便清长。表现在舌头，会出现舌色淡白；表现在手上，会出现手掌颜色偏白，光泽度差；表现在面部，会出现面色少华或白，再加上寒邪内盛，就会出现血瘀，表现为面色晦暗、青灰，下眼睑发黑，两颧、眼睑周围、口角部出现点状或片状褐斑等。

阳气作为"火力"温暖着孩子的身体，阳气虚了，"火力不足"不能够抵御外界寒冷的侵犯，包括自然界的风、寒、湿等，因此，阳虚最典型的特征就是畏寒怕冷。《黄帝内经素问·阳明脉解》曰："四肢者，诸阳之本也……"寒邪入体，四肢最先受之，阳虚质的孩子手脚冰凉，冬季最甚。

脾为后天之本，通过口腔进入体内的寒邪，脾胃先受之。口唇和脾胃关系密切。冬天寒冷的时候，人往往会被冻得嘴唇发紫。如果唇色发紫，则多为胃气虚寒。中医认为，唇色发青，主寒；唇色暗黑的人，常因为消化系统功能失调，而出现便秘、腹泻、头痛、失眠等症状；如果唇色黯黑而浑浊，则有腹泻、食欲不振、便秘等症状。阳虚体质的人，病邪侵入脾胃，口唇颜色偏淡。

脾主肌肉，阳虚日久则导致脾胃功能下降，就会出现肌肉松软，表现在舌头上，舌体胖大，"嫩边"在与牙齿"争夺"空间的过程中，边缘会被印上齿痕。手掌会偏薄，掌形、大小鱼际不饱满，肌肉的弹性差。消化吸收功能差的人，手指形态偏细长。

一身之气，在上为阳，在下为阴，阳气虚浮者"上盛下虚"或"上寒下热"，还会出现面部发红、皮肤油腻甚至冒痘等貌似上火的症状。

孩子为纯阳之体，怎么也会阳虚？造成孩子阳气不足的原因有哪些?

不知从什么时候开始，寒体的孩子在增多，还有不少孩子，明明是寒体，家长还老说孩子容易"上火"，经常让孩子喝凉茶、凉汤。这一不正确生活方式是怎么造成的呢？

弄清这一点，有助于避免孩子的纯阳之体被折腾成寒体，也有助于给孩子选择正确的饮食、起居生活方式。

第一，先天禀赋不足。比如孩子的父母年老体衰，到了晚年才得子，或者由于母亲怀孕的时候调养不当，所以导致阳气不足。

第二，现代生活中的空调和冰箱是伤害孩子阳气（也就是人体的热力）最厉害的因素。夏季炎热，人体毛孔张开，阳气在外，空调一开，立马变成秋凉季节，室内、外气温相差十几度，从室外一进来，汗孔立马被寒气闭塞，居于体表的阳气不伤才怪！当然，也有很多孩子怕热、怕中暑，不到外面去，整天待在空调房里，汗都不出，以为寒气进不了身体，不会受寒，还很享受，实际上阳气受伤更大。因为毛孔虽不开了，但体表的阳气整体受寒气所逼，需消耗大量阳气卫护体表不受寒邪侵袭。身体壮实的孩子一时还不觉得有多大的不适，而身体弱的孩子、阳气不足的孩子就受不了，怕冷，就要多穿衣服，多盖被子保暖。在室内、外进进出出的孩子，超过了自己对温度调节的能力，很易出现"夏月伤寒"。年复一年，体表的阳气不断被消耗。

空调从孩子体表伤害阳气，而冰箱中的冰镇、冷饮食品从孩子的体内伤害阳气就更厉害了。夏天阳气在外，阴气居于内，也就是说，体内是寒的。孩子体内阳气原本不足，为了降低体温，孩子恣食冷饮，阳气必然耗损过多。孩子体内要多少阳气来抵消吃下去的冰凉的东西！我诊治过很多寒体的孩子，长年喜欢吃冰箱中的冰冻食品，喝水也是冰水，患了严重的慢性胃病，舌苔白厚像一层糕泥，整个舌头又大又厚，有齿痕，颜色淡紫，食欲差，大便稀溏，少气无力。服用几个月温脾和胃的中药才缓解。古代中医名家张景岳说："本来之寒，生于无形无向之间，初无所感，莫测其因，人之病此者最多，人之知此者最少。"至今仍有现实意义。

第三，经常熬夜。孩子长期熬夜，不但伤阴，更伤阳。孩子在白天醒着的时候就是消耗阳气，无论做什么事，都要动用阳气，这是毫无疑问的。而夜间睡眠时就是保养、生发阳气的时候。

研究证明，21:30—03:00是孩子睡眠的黄金阶段，此时睡1小时可顶其他时间段睡眠效果的一倍至数倍，小孩子尤其是这样。儿童生长发育，与这个时间段的深度睡眠有相当重要的关系。在中医理论中，这也是"天人合一"的含义之一。在这段时间里，人体的阳气由白天的在外（体表）转为向内（体内），因为此时阴气在外，所以睡觉时要注意保暖，盖好被子，否则很容易受凉，就是卫外暖身的阳气不在体表的缘故。

如果该睡觉的时候熬夜，可想而知，消耗的是已经消耗了一天很疲劳、很少的阳气，没得到养蓄的阳气，第二天继续"上学"，孩子能受得了吗？能不生病吗？有人可能会说，孩子第二天休息，白天睡个够，总可以了吧。不然，白天自然界阳气向上向外发越，人体是自然界的一份子，必然遵循同一法则。所以，有很多人白天睡不着，即使睡着了，也不可能有晚间睡觉时那种补充、养蓄阳气的作用，因为这时阴气在内。也有人说，熬夜后白天补觉的效果也不错啊。那是因为你年轻，先天元阳充足，损伤一点儿还不要紧，还有其他的元气去补充代替被损失的那部分（医学上称为"代偿能力"）。如果长此下去，到后来你看看会怎样，到了"失代偿期"，一切都晚了。逆天道而行是一定要尝苦果的。对儿童和青少年来说，熬夜的害处就更大了。

第四，滥用药物造成的寒体。孩子最常见的疾病是发热、感冒（包括流行性感冒）。可是，现在还有相当多的医生认为，发热就是热证，就要用清热解毒的凉药退热。甚至一见"炎证"二字就要用寒凉药"消炎"。有时也能取得退热或暂时退热的效果，但不是转为咳嗽或鼻炎症状久久难愈，就是发热退而复来，感冒缠绵不已，有的反复多次之后，转变为慢性咽喉炎或扁桃体肿大，长期难愈。这是伤阳的结果。当然，有不少人就以为经常扁桃体肿大、咽喉炎发作等是自己"容易上火"，常用凉茶、凉汤调理自己，南辕北辙，雪上加霜，就更可叹了。

当然，滥用中成药也是造成上述后果的原因之一。因为现在的中成药绝大多数是寒凉性质的，有的医生不懂辨证论治，见感冒就用中成药，风寒感冒用了寒性的中成药，后果和上述情况一样。如果用抗生素＋激素，可能会出现热退了，炎也消了，人却虚了。出了院的患者面色苍白、汗出不止、精神萎靡、食欲全无、大便溏泄，甚至不禁。这就不只是伤了在人体表面的阳气，连体内脏腑的阳气都伤了。有医家认为，治发热病，体温降了而胃口不开是误治。现在出现这么多的伤阳症状，算什么呢？这种因滥用药物造成寒体的现象就更普遍了，特别是小孩子。

这还只是就感冒一种疾病而言，若扩展到其他疾病（咳嗽、哮喘、肺炎等）那就数不胜数。寒体之所以普遍存在，应该反思。

第五，寒从脚入。有很多孩子回到家后，就脱鞋、脱袜，喜欢光脚在地板上跑，这样很容易寒从脚入。因为人的脚部是血管分支的末梢部位，容易发生末梢血循环障碍，加上脚底缺少皮脂腺，因而对寒冷也就非常敏感。有人做过试验，如果将双脚放在

4℃的冷水中，可反射性引起鼻黏膜血管收缩，3分钟后就会出现流清涕、打喷嚏等症状。因此，年轻的父母不论夏天，还是冬天，都应注意孩子脚部的保暖。民谚言："热水泡脚，胜吃补药"，亦是这个道理。如果不注意改变这种习惯，时间长了，也会形成阳虚体质。

孩子妈妈问：气虚和阳虚都有舌体胖大、有齿痕，那是一回事吗，有什么不同？

确实不同，气虚是机体的气化功能减退，阳虚是指机体的温煦功能减退。

气虚，是指由于气不足引起的一系列病理变化及证候。所谓气，是人体最基本的物质，由肾中的精气、脾胃吸收运化水谷之气和肺吸入的清气共同结合而成。气虚，泛指身体虚弱、面色苍白、呼吸短促、四肢乏力、头晕、动则汗出、语声低微等，包括元气、宗气、卫气的虚损，以及气的推动、温煦、防御、固摄和气化功能的减退，从而导致机体的某些功能活动低下或衰退，抗病能力下降等衰弱的现象。人的生命活动从根本上讲就是气的升、降、出、入运动。气虚是一种多发证，多因先天不足、营养不良、年老虚弱、久病未愈、大手术后及疲劳过度所致。在临床上，气虚包括肺气虚、心气虚、脾气虚、肾气虚诸证。

阳虚，是指阳气虚衰的病理现象。阳气有温暖肢体、脏腑的作用，如果阳虚则机体功能减退，容易出现虚寒的征象，常见的有胃阳虚、脾阳虚、肾阳虚等。阳虚主证为畏寒肢冷、面色苍白、大便溏薄、小便清长、脉沉微无力等。

气虚和阳虚，虽然都是脏腑组织功能活动的衰退和抗病能力的减弱，但是气虚是指单纯的功能减退，而阳虚则是在气虚进一步发展的基础上，出现了阳气虚少，所以气虚属于阳虚的范畴，气虚可发展为阳虚，但气虚不一定会阳虚。其区别在于：气虚是虚而无寒相，阳虚则是虚而有寒相。由于气与血、津液的关系极为密切，因而在气虚的情况下，必然会影响血和津液，从而引起血和津液的多种病变。如气虚可导致血虚、血瘀、出血，也可引起津液代谢障碍，如脾气虚不能运化水湿而形成痰饮、水肿等。

舌象与舌外特征

如何评估是否阳虚？主要从以下六个方面进行。

舌象特征：舌淡，舌体胖嫩，边有齿痕，苔润。

形体特征：肌肉松软，体型偏虚胖或胖瘦均有。

心理特征：性格多沉静、内向。

常见表现：日常怕冷，手足发凉，衣服比别人穿得多，夏天不喜欢吹空调，或喜欢吃热饮食，疲乏无力，动则心慌、气短、容易出汗；大便溏薄，小便清长。舌淡胖嫩，脉沉迟。

患病倾向：感邪易从寒化。发病多为寒证，或易从寒化。易患感冒、哮喘、腹泻、风湿性关节炎、手足冻疮等疾病。

适应能力：不耐受寒邪，耐夏不耐冬；易感风、寒、湿邪。

最重要的特征是怕冷喜热。

健康要诀：子时睡觉，阳气自到；温暖身体，生发阳气；不要长期待在空调环境中；不要嗜食寒凉食品。

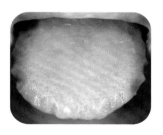

舌体胖嫩，舌边多有齿痕

饮食建议

阳虚质的孩子可以通过饮食改善体质的不足，应进食易消化、富有营养、属温热性质的食物，以助温补脾肾。

1. 多吃温平补益食物 羊肉、韭菜、虾、龙眼肉（桂圆）、花生、山药、牛肉、桃、黑豆、茴香、鲈鱼、羊腰子、鱿鱼、芡实、羊奶、草鱼等。

2. 多吃具有壮阳功效的食物 如羊肉、狗肉、鹿肉、鸡肉。根据"春夏养阳"的原则，夏日三伏，每伏可食羊肉附子汤一次，配合天地阳旺之时，以壮人体之阳。

3. 推荐生姜红糖饮 生姜 30 克，煎汤后，加红糖调匀饮用，有暖胃祛寒的作用。

注：寒性食物不适合阳虚质的孩子。

阳虚质的孩子，忌食性寒生冷、脂肪含量高的食物，尤其是少吃生冷瓜果类的食物及冷饮；产气食物（萝卜、山芋）也应减少食用。

生活起居

阳虚质的孩子什么时候补阳最合适？

根据中医"春夏养阳，秋冬养阴"的观点，阳虚质的孩子锻炼时间最好选择春、夏季，一天中又以阳光充足的上午为最好时机，借自然界阳气之助培补阳气，可适当洗桑拿、温泉浴，或多晒太阳，每次约 20 分钟，时间勿过长过久。

晒太阳的时候，不要戴帽子。因为头顶有一个百会穴，它位于头顶正中线与两耳尖连线的交点处。通过百会穴，机体可以把阳气吸进来。通过这种最简单的晒太阳的方法，也可以养孩子的阳气。

　　拒绝熬夜。子夜是养阳的最佳时机，日常要养成早睡早起的好习惯，23：00 前睡觉是底线。而且睡觉的时候不建议开空调，一定要注意保暖，被子要盖在肚子上，起到保暖的作用。

　　泡脚。阳虚质的孩子，不耐受秋冬寒凉，平时就要多穿点儿衣服，吃东西尽量吃温热的食物，养护孩子的阳气，夏季避免直接吹空调、电扇，而秋、冬季注意保暖，尤其是足下、背部及下腹部丹田部位的防寒保暖。泡脚是最有效的方法。在较深的盆中加入 40℃ 左右的热水，让水漫过脚踝，浸泡 20 分钟左右，就会感觉到全身发热，这说明血液循环畅通后身体开始发热。如果在泡脚的同时再揉搓双脚，效果会更好。还有，冬天不要赤脚穿拖鞋。

❤ 运动指导

　　运动有助于促进血液循环，而且动能生阳，对于阳虚体质的人群有很大的改善作用。建议到户外进行有氧运动，例如慢跑、快步走、跳绳等，长期坚持会让全身各个部位活动起来。

❤ 食疗药膳

　　对于卫阳不足的人，可多食用当归生姜羊肉汤，《金匮要略》记载，由汉代医圣张仲景创制，有温中散寒的作用，可温暖孩子的机体，补充身体的阳气。同时，驱除寒气，还可以补血，特别适合冬天食用。

　　当归生姜羊肉汤：当归 20 克，生姜 30 克，羊肉 500 克。当归、生姜冲洗干净以后，用清水浸软，切成一片一片的；羊肉，将筋膜剔了，放入开水锅中微微烫一下，除去血水以后捞出来，也是切片。然后把当归、生姜、羊肉放入砂锅中，加入清水、料酒、食盐，旺火烧沸后撇去浮沫，再改用小火炖至羊肉熟烂就可以了。这是非常适合阳虚体质的人食用的一道菜。羊肉性温热，补气滋阴，暖中补虚，开胃健脾，在《本草纲目》中被称为补元阳、益气血的温热补品。

🍃 按摩保健

对平时体弱多病，容易感冒、咳嗽的孩子，可以经常做按摩，具体操作方法如下。

第一步：开天门（定位：两眉中间至前发际正中成一直线。操作：两手拇指自下而上交替直推）8×8拍（64次）。

第二步：推坎宫（定位：自眉头沿眉向眉梢成一横线。操作：两手拇指自眉心向眉梢分推）8×8拍（64次）。

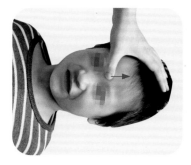
开天门

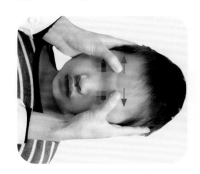
推坎宫

第三步：揉太阳（定位：眉梢与目外眦之间，向后约一横指凹陷处。操作：用拇指指端揉或运）8×8拍（64次）。

第四步：揉迎香（定位：鼻翼旁开 0.5 寸，鼻唇沟中。操作：以示、中两指或两手拇指分别在鼻翼两旁穴位上揉）8×8 拍（64 次）。

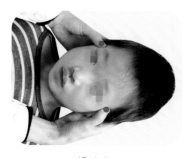

揉太阳

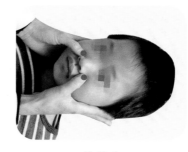

揉迎香

第五步：拿合谷（定位：手背，第 1、2 掌骨间，第 2 掌骨桡侧中点处。操作：拇指与示指对称用力）2×8 拍（16 次）。

第六步：擦胸（定位：胸部。操作：先用右手在胸部左右往返摩擦，再用左手在胸部左右往返摩擦）8×8 拍（64 次）。

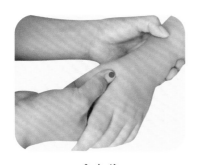

拿合谷

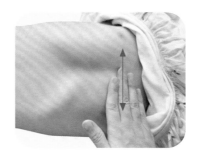

擦胸

第七步：擦背（定位：背部。操作：先用右手在背部左右往返摩擦，再用左手在背部左右往返摩擦）8×8 拍（64 次）。

第八步：拿风池（定位：颈后枕骨下缘，胸锁乳突肌上端与斜方肌上端之间的凹陷中。操作：以一手拇指与示、中两指分别放在两侧风池穴上拿）2×8拍（16次）。

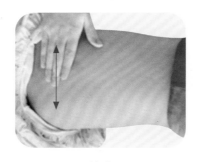

擦背

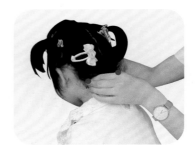

拿风池

此外，艾灸脊背也是一种好方法，脊背为督脉循行之处，而督脉为诸阳之会，所以，艾灸会生发阳气。

中药调理

阳虚不可怕，中成药里有"二宝"。

阳虚质卫阳不足的孩子，有的主要表现就是怕风，一吹风就头痛，全身关节怕冷得厉害。这时候吃玉屏风散，可以益气固表。

脾胃虚寒的孩子，主要表现为肚子怕冷，一吃凉的东西就拉肚子，遇到这种情况可以吃理中丸。理中丸除了可以温中祛寒外，还可以补气健脾。夏天要多吃一些生姜。调理孩子脾胃虚寒的最好验方是小建中汤。小建中汤的组成：桂枝9克、芍药18克、生姜9克、大枣12枚、甘草6克、饴糖（麦芽糖）30克（3~4小勺）。适应证：脾胃虚弱、虚寒的小儿都可以服用，副作用几乎为零，当然药不是饭，症状好转后最好隔几天吃一次就可以了。

健儿温阳膏

适应证 平素畏冷、手足不温、喜热饮食、精神不振的寒性疾病、泄泻，体虚感冒。

处方 熟地黄、太子参、山茱萸、怀山药、茯苓、炒白术、肉桂、当归、炒白芍、补骨脂、菟丝子、枸杞子、麦冬、防风、陈皮、甜菊叶、甘草、炮姜等。上述药物浸泡 12 小时，文火煎 3 次，过滤成药汁，加麦芽糖 250 克、冰糖 250 克，熬成膏药。

功效 温阳，健脾，补肾。

用法用量 1~3 岁，每次 10 克，每日 2 次；4~6 岁，每次 15 克，每日 2 次；6 岁以上，每次 20 克，每日 2 次。3 个月为 1 个疗程。

阳虚的孩子要调理多久？

每个孩子的体质情况不同，受"寒邪"伤害的程度不一样，因此，具体时间还要家长自己掌握。一般调理一段时间后，孩子的睡眠、手脚温度、食欲、出汗、体力等，都会得到很大的改善，孩子舌体从胖嫩、边有齿痕变为大小适中，舌质由淡白变为淡红，舌苔由白变为淡白，脸色红润。那就表示你的孩子调理到位了。

艾灸保健

调理阳气不足的孩子经常使用艾灸、天灸疗法，家长可根据孩子的实际情况选择。

1. 艾灸疗法　阳虚体质的孩子，火力不足，畏寒怕冷，一年四季手都冷，夏天大家都喜欢吹空调，他不敢，一吹空调就手脚冰凉，还要加一件毛衣。但是如果冬天只有手冷，那不算真正的阳虚，"手冷过肘，足冷过膝"，才是真正的阳虚。真阳在哪里？藏在肾脏，因此，阳虚体质的人是肾阳相对不足。

阳虚体质孩子的经络养生以任脉、督脉、背部膀胱经为主。任脉、督脉分别位于躯干的前、后正中线。

◇**艾灸气海、关元、中极穴。**这 3 个穴位有很好的温阳作用，可以在三伏天或者三九天，就是最热或最冷的时候，选择 1 个或 2 个穴位用艾条温灸，每次灸至皮肤发红热烫，但是又能忍受为度。使用热敷或者神灯、频谱仪照射也可以。如果有胃寒，可以灸中脘穴（属任脉）。

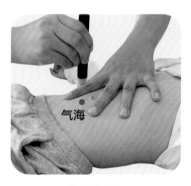

艾灸气海

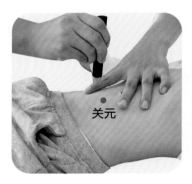

艾灸关元

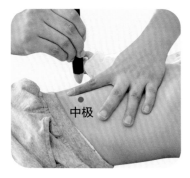
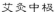

艾灸中极

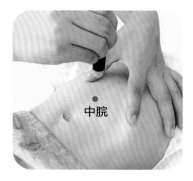

艾灸中脘

◇**艾灸神阙穴**。具体方法：准备一片生姜（大小、厚薄如一元硬币），少许盐和清艾绒（注意：要柔和纯净如棉，不可有杂质，否则烟大又易烫伤）。用盐把肚脐填满，上放生姜片（布满针孔）。将做好的圆锥形艾炷轻轻放在姜片上，点燃艾绒慢慢燃烧，烧完一炷再放一炷，一直到肚脐里的盐又黄又湿，感到犹如热水缓缓在腹中漫流，同时配合热水泡脚（泡至膝关节下）直至皮肤发红。这样做几次，可能晚上被窝也能暖热了，夜尿少了，脚也不怎么肿了，人会感到非常舒服，睡觉也会沉一些。还有一种做法：肚脐里不放盐，就在上面放一片姜，用艾条灸，灸好以后，把姜片拿开，肚脐里会有黄黄的一兜姜汁。

◇**艾灸百会、命门穴**。艾灸百会穴主要用于头痛、眩晕，遇寒吹风则加重，精神萎靡不振；艾灸命门穴主要用于腰腿疼痛、夜尿多。

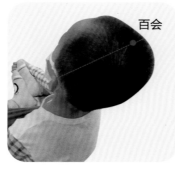

百会

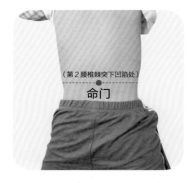

（第 2 腰椎棘突下凹陷处）

命门

百会穴　　　　　　　　　　命门穴

2. 天灸疗法　三伏天可以做"天灸"。天灸重在调理体质，尤其是气虚、阳虚体质，比如哮喘、支气管炎、慢性鼻炎、慢性结肠炎、慢性胃炎等这些发生在阳虚、气虚体质基础上的疾病，都可以选择天灸改善身体，一般是连续做 3 年。有的人灸后很有效，慢性病发作越来越轻、越来越少。

操作方法：①选用白芥子、细辛、皂荚、延胡索等，将上述药物共研细末。②新鲜生姜去皮后磨碎，再用纱布包裹过滤绞汁，用密闭容器保存在 4~8℃低温下。③临床应用时，将药末、姜汁按照 1：1 比例（如 10 克药末用 10 毫升姜汁）调和，质地干湿适中，将调好的药物制成 1 厘米 ×1 厘米 ×1 厘米大小的药饼，并准备 5 平方厘米胶布，将药饼固定于穴位上。④于每年夏季三伏天、冬季三九天辨证选取 4~6 个穴位进行贴敷，根据患者耐受程度的不同，成年人一般贴药 2~3 小时，儿童贴药 1~2 小时，每年贴两个季节，连续 3 年为 1 个疗程。贴敷时以皮肤有烧灼感为度。对预防复发有理想的效果。

"三伏日"和"三九日"为一年中最严热和最寒冷的日子，"三九"是大自然处于阴阳交替的阶段，所谓"阴极而生阳"的时段，也是人体的阳气（即正气、体质）最弱的时候，最容易生病。

流感发热痊愈后属于阳虚体质的孩子，或者因服用寒凉药后阳气受损者，均可以通过天灸来调养阳气。《黄帝内经素问·脉要精微论》曰："是故冬至四十五日，阳气微上，阴气微下；夏至四十五日，阴气微上，阳气微下。"体虚感冒是素体虚弱之人时逢气候变化，不能调节应变之时，从皮毛、口鼻入侵，邪犯肺卫，卫表不和最易发病。

当三伏天来临时，是自然界阳气最盛阶段，此时借助药物对穴位的刺激，激发经气，使体虚感冒患者在三伏天利用到达顶峰的阳气推动和促进机体的生命活动，加快新陈代谢，而在三九天中到顶峰的阴气能在药物的刺激下调控机体的代谢和各项生命活动，阴阳双方达到协调平衡，则人体生命活动健康有序，达到治疗体虚感冒的目的，即《黄帝内经素问·生气通天论》所谓："阴平阳秘，精神乃治"。

反复发热的孩子，多因其正气不足，容易受到外邪入侵所致。这时，就可以通过天灸来增强体质，调动机体免疫功能，以达到强身健体之效，打断其发热—体虚—发热的恶性循环。

💜 精神调摄

阳虚质的孩子，性格一般是沉静的，内向的，不爱说话，给人的感觉不是那么阳光。所以，必须加强精神调养，在日常生活中，我们可以多听听音乐，选择一些轻松、喜庆的音乐，还可以选择一些优美、畅快的旋律、轻音乐。

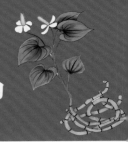

第八章

阴虚质（咽干、便秘）孩子的特征与调养

您的孩子是否感到口干咽燥、总想喝水？

您的孩子是否皮肤或口唇干？

您的孩子是否口唇的颜色比一般人红？

您的孩子是否感觉身体、脸上发热？

您的孩子是否面部两颧潮红或偏红？

您的孩子是否感到眼睛干涩？

您的孩子是否感到手脚心热？

您的孩子是否大便干燥？

传说中阴虚质的孩子是什么样子？让您的孩子来做个中医身体测评吧！

❤ 典型病例

案例一 李某，男，9岁。近3年来，注意力明显涣散，上课时不能集中精神，坐立不安，多动不宁，活动过度，说话多，常干扰别人，易被外界刺激所吸引，不能集中精力完成作业，难于安静做一件事。经西医诊断为注意力缺陷型多动症，家长担心长期使用西药副作用大，遂来就诊开中药。接诊时，孩子情绪不稳，易急躁，好冲动，讲话无礼貌，固执任性，学习成绩差，口干，喜冷饮，手脚心热，舌红少苔，脉细弦。中医认为，其病机主要责之于肝肾阴虚。阴虚阳亢，水不涵木，则多动、易急躁；肾阴亏虚，不足以制阳，则五心烦热、腰酸乏力；肾精不足，则脑失充养，学习困难；舌红少苔，脉细弦，亦为阴虚阳亢之象。证候属肝肾阴虚证。治法：滋补肝肾，平肝潜阳。主方：杞菊地黄丸加减。处方：生地黄 20 克，茯苓 10 克，牡丹皮 10 克，泽泻 6 克，山药 12 克，山茱萸 10 克，菊花 10 克，生龙齿（先煎）15 克，磁石（先煎）15 克，枸杞子 15 克。连续服用 3 个月，家长反馈，孩子多动改善，老师投诉减少，写作业较为主动，学习成绩上升。因孩子吃中药困难，遂改用小儿膏方继续治疗。

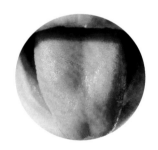

舌红少苔

案例二 王某，女，10 岁，"间断发热 1 年"，以中、低热为主，曾在某三甲综合医院儿科、某市儿童医院查鼻窦 CT、胸片及相关检查后，诊断为：鼻窦炎。排除结核感染及免疫系统疾病，因一直不能退热，经朋友介绍来找我就诊，现症：患儿仍间断发热，体温 38℃左右，咽干，尿少，大便干结，舌质红，苔少，脉细数。血常规示：白细胞 8.9×10^9/升，淋巴细胞 0.54，中性粒细胞 0.43，红细胞 4.89×10^{12}/升，血红蛋白 156 克/升，血小板 393×10^9/升。胸片示：未见异常。西医诊断：①鼻窦炎；②发热原因待查。中医认为，间断发热 1 年余，一直在使用抗生素治疗，无明显咳嗽、咳痰、流涕及吐泻等症状，双肺音清，无啰音，心脏听诊无异常，但咽干、尿少、大便干结、舌质红、苔少、脉细数未减轻，孩子无明显感染依据，考虑为非感染性，果断停用了抗生素，考虑为内伤发热、阴虚发热。建议孩子服用中药汤剂以滋阴清热。处方：生地黄 10 克，麦冬 10 克，玄参 10 克，青蒿 30 克，知母 10 克，牡丹皮 10 克，石斛 10 克，沙参 10 克，芒硝 10 克，甘草 5 克，水煎服。服用 2 周左右，热退，咽干、尿少、大便干结、舌质红、苔少、脉细数改善。家长非常满意，要求继续开方滋阴补液治疗。

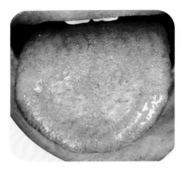

舌质红少苔

🏵 家长问：为什么要考虑是阴虚发热？

这是因为，小儿的体质特点就是阴相对不足，在某些致病因素的作用下，容易发生外感热病，小儿长期发热或高热常常伤及津液，从而导致阴虚发热。

小儿阴虚发热主要表现为午后低热、手足心热、烦躁、口渴、舌质红少苔、脉象细数。热病伤及人体的精、血、津液，物质基础不足，是这些症状产生的主要原因，阴虚就会使阳气相对亢盛，从而出现低热、口渴、烦躁等虚热表现。

中医认为，人体是一个有机的整体，小儿经常容易发热，多因"肺火"引起。如果睡眠不好，眼睛红，可能是"心火"所致；爱发脾气、烦躁，可能是"肝火"引起；痰中带血丝，则有可能是"肺火"所致。小儿之所以受到外邪的侵犯，主要是由于正气不足，阴虚内热，阴阳失于平衡。

❀ 家长问：阴虚体质的孩子有什么特点？

阴虚体质的孩子大部分都是形体瘦长的。这类孩子因为缺水，容易"上火"，性情急躁，心烦易怒，情绪易波动。

阴虚体质的孩子有四个特点。

第一个特点："干燥"。体内营养物质（阴液）不足，对全身的滋养功能减退而表现出"干燥"的特征。比如，嘴唇会很红，口干，咽喉干燥疼痛，尿少，便秘，舌干红、少苔，甚至光滑无苔，或口腔溃疡反复发作等。

第二个特点：出现虚热和功能亢奋的症状。这是由于阴虚体质的孩子新陈代谢过快，耗氧量及产热量增加，人体处于持续亢奋状态所致。比如：好动，因为孩子体内的热太多了，所以控制不住自己。

第三个特点：风一吹就感冒，不断感冒，一感冒嗓子就肿，为什么？因为脾受伤了，脾虚；食滞在这里面，又阴虚，所以会化生出热，热又会往上返，结果一感冒嗓子就肿了。

第四个特点：耐性差。阴虚体质甚至可能改变孩子的性情，因为阴虚的孩子爱心烦，往往没有耐性坐下来，没有耐性看书，没有耐性坚持去做一件事，很难养成一种良好的习惯。

♥ 舌象与舌外特征

如何评估是否阴虚？主要从以下六个方面进行。

舌象特征：舌红少津、少苔。

形体特征：体型偏瘦。

心理特征：性情急躁，外向好动，活泼。

常见表现：手足心热，咽干口燥，鼻微干，喜冷饮，大便干燥，舌红少津，脉细数。

患病倾向：易患疲劳、便秘、不寐等疾病；感邪易从热化。

适应能力：耐冬不耐夏；不耐受暑、热、燥邪。

最重要的特征是缺水，咽干、便秘。

特别提醒

阴虚体质是由于体内的津液、血液等减少，出现以阴虚内热等表现为主要特征的体质状态。很多阴虚的孩子看上去很健康，充满活力，其实是虚假繁荣的"阴虚火旺"，就好像水壶里面的水已经烧得很少了，而下面的火仍然很大。

健康要诀：睡觉是最好的养阴大法，保持排便通畅对养阴至关重要，参加运动量较少的活动。

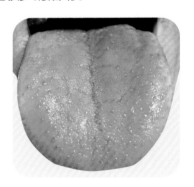

舌质红，少津、少苔

饮食建议

宜选用甘凉滋润的食物，中医认为"酸甘化阴"，如绿豆、百合、鸭、莲藕、荸荠、马铃薯、茄子、冬瓜、菠菜、茼蒿、银耳、梨、甘蔗、木瓜、无花果、冰糖等。注意合理的饮食结构，多补充蔬菜、水果，保证孩子每天有足够的饮水量。

梨：有生津、润燥、清热的作用，对肺阴虚或热病后阴伤者最宜。

甘蔗：性偏甘寒，而且水分很多，具有增液生津、清热滋阴的良好效果。

银耳：有滋阴养胃、生津润燥的作用。银耳含有丰富的胶质、多种维生素和 17 种氨基酸、银耳多糖及蛋白质等营养物质，为民间最常用的清补食品，尤其对肺阴虚和胃阴虚者，最为适宜。

百合：味甘，性寒，无毒，入肺、心经。养阴润肺，清心安神，用于阴虚久咳。《神农本草经》记载百合：味甘，平。主治邪气腹胀，心痛，利大、小便，补中益气。

阿胶：味甘，性平，既能补血，又能滋阴。正如《本草纲目》所言："阿胶，大要只是补血与液。阴不足者，补之以味，阿胶之甘，以补阴血。"尤其是肺肾阴虚之人，食之尤宜。

枸杞子：有滋补肝肾、益精明目的功效，尤其是肝肾阴虚所致的两目干涩、视力减退，食之更佳。

猪肉：比较平和，中医称其为"血肉有情"之品，可以滋补气阴。

鸭肉：中医认为，可多进食鸭肉，因为鸭肉味甘、性寒，可用于治疗阴虚所致的皮肤蜡黄、暗淡无光、疲惫等症。鸭肉中所含的 B 族维生素和维生素 E 较多，能有效地治疗脚气病、神经炎及其他多种炎症。

忌食或少食：尽量避免给孩子食用辛热温燥之品，如狗肉、羊肉、锅巴、炒花生、炒瓜子、爆米花、荔枝、龙眼肉、韭菜、辣椒、生姜、花椒、胡椒、大茴香、小茴香等。

生活起居

居住环境宜安静，睡好"子午觉"，避免熬夜。此种人冬寒易过，夏热难受，故在炎热的夏季应注意避暑，避免高温酷热的环境，多去海边、高山，不宜洗桑拿、泡温泉。

运动指导

适合做中小强度、间断性的身体锻炼，可选择散步、慢跑、游泳等。锻炼时要控制出汗量，及时补充水分。平日配合做腹部按摩，有助于调节体质，帮助排便。

"O"字形腹部按摩方法：一般选择起床前和入睡前进行，起床后排空小便，或卧、或坐、或站立，全身放松，左手按在腹部，右手叠放在左手上，按顺时针方向，从下腹部按摩上提至右季肋部，推向左季肋部，再向下按摩到左下腹部即可。

食疗药膳

阴虚体质关键在补阴，滋阴主要是从心、肝、肺、肾着手，可以服用沙参粥、百合粥、枸杞桑椹粥、银耳羹。

1. 百合粥

【组成与制法】百合 30 克（干百合 20 克），糯米 50 克，冰糖适量。干净百合切碎（或干百合碾粉），与淘洗干净的糯米同放入砂锅中，煮至米烂汤稠，加冰糖即成。

【功效】润肺止咳，滋阴清热。

2. 沙参粥

【组成与制法】先取沙参 15~30 克，煎取药汁，去渣，入粳米煮粥，粥熟时加入冰糖同煮为稀薄粥；或用新鲜沙参 30~60 克，洗净后切片，煎取浓汁同粳米、冰糖煮粥服食。

【功效】养胃、润肺、祛痰、止咳，适用于肺胃阴虚所致的久咳无痰、咽干，或热病后津伤口渴。

3. 枸杞桑椹粥

【组成与制法】枸杞子 5 克，桑椹 5 克，大枣 5 个，粳米 100克。将枸杞子、桑椹、大枣洗净，与粳米一起放入锅中煮，熟后用糖调味即可。

【功效】补肾养阴，滋水降火，消除疲劳，增强体质。

4. 银耳羹

【组成与制法】银耳 5 克，鸡蛋 1 个，冰糖 60 克，猪油适量。银耳温水泡发 30 分钟，发透后去蒂择净杂质，将其撕为片状，加水煮 2~3 小时，直至煮烂。冰糖溶化，鸡蛋倒出蛋清，兑入清水少许，倒入冰糖汁内搅匀，调好的汁液倒入银耳内，加少许猪油即可食用。

按摩保健

经常按摩三阴交、足三里、照海、太溪穴，以出现酸、胀、麻感觉为宜，按揉结合，有节奏地按压。每次 5~10 分钟，每日早、晚各 1 次。

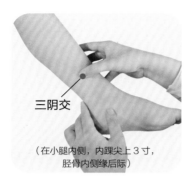

三阴交

（在小腿内侧，内踝尖上 3 寸，
胫骨内侧缘后际）

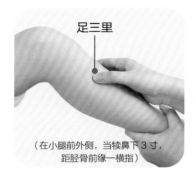

足三里

（在小腿前外侧，当犊鼻下 3 寸，
距胫骨前缘一横指）

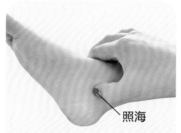

照海

（在内踝尖下 1 寸，内踝下缘边际凹陷中）

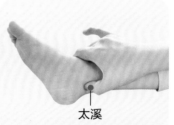

太溪

（在足内侧，内踝后方，当内踝尖与
跟腱之间的凹陷处）

💟 中药调理

中成药：六味地黄丸、杞菊地黄丸。补肾养阴，滋水降火。

小儿膏方调理：阴虚体质可以通过服用膏方调补

健儿通便膏

适应证 用于肠道津液不足、实热内结、排便无力的体弱儿，症见大便干结、烦热口臭、纳食减少、腹部胀满、口干唇赤、小便黄少、苔厚腻或黄燥。

处方	黑芝麻、胡麻仁、柏子仁、火麻仁、决明子、胡桃仁、桑椹、玄参、天冬、麦冬、当归、生地黄、枳实、连翘、莱菔子、木香、莲子心、甜菊叶、甘草等。上述药物浸泡 12 小时，文火煎 3 次，过滤成药汁，加麦芽糖 250 克、冰糖 250 克，熬成膏药。
功效	养阴清热，润肠通便。
用法用量	1~3 岁，10 克／次，每日 2 次；4~6 岁，15 克／次，每日 2 次；6 岁以上，20 克／次，每日 2 次。3 个月为 1 个疗程。

♥ 精神调摄

阴虚体质的孩子性情较急躁，常常心烦易怒，这是阴虚火旺、火扰神明之故，故应遵循《黄帝内经》中"恬淡虚无""精神内守"之养神大法。

培养自己的耐性，尽量减少与人争执、动怒，不宜参加竞争胜负的活动，可在安静、优雅的环境中练习书法、绘画等。有条件者可以选择在环境清新凉爽的海边、山林旅游休假。平时多听一些曲调舒缓、轻柔、抒情的音乐。

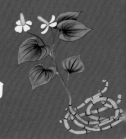

第九章

脾虚质（厌食、消瘦）孩子的特征与调养

您的孩子是否不喜欢吃东西，是否有挑食、偏食情况？

您的孩子是否大便不成形，经常偏稀？

您的孩子是否食后腹胀，放屁多？

您的孩子是否经常流口水？

您的孩子是否体重轻，明显消瘦？

您的孩子是否每天睡得晚，睡得不实，睡眠质量差？

你的孩子是否记忆力差？

传说中脾虚质是什么样子？让您的孩子来做个中医身体测评吧！

💜 典型病例

有个女孩儿叫晶晶，3 岁，12 千克。刚出生时 4 千克，很胖。出生后前 6 个月吃奶非常好，第 6 个月时，体重已经 8 千克。自从 6 个月以后，要添加辅食了，家人关心得太多了，爷爷奶奶、外公外婆、爸爸妈妈都来喂，肉、鱼、蛋黄、馒头、面条、蔬菜等一天下来填了很多。过了没多久，晶晶就吃得很少了，有时甚至把吃进去的全部吐了出来。后来不管怎么喂就是不好好吃东西，体重增长也很慢。2 岁以后，因为喜欢吃零食，爸爸妈妈就买了很多花样零食，糖果、巧克力、薯片、果冻、各种饮料。往往是在开饭之前，吃了一肚子零食，吃饭的时候，没有了胃口，舌苔花剥，1年未长出。

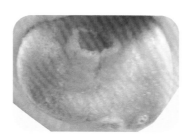

地图舌，花剥苔

对于晶晶的吃饭问题，想过很多措施，有表扬，甚至威胁，都不奏效。有朋友说，不吃饭就饿着她，饿了肯定会自己吃。但晶晶在感到饿的时候，就莫名其妙地烦躁、发脾气，对食物反而更加挑剔。有时倔劲儿上来，干脆什么都不吃了。

诊断：脾虚质。

孩子妈妈问：晶晶这种"豆芽菜"式孩子是什么原因导致的？

医学家及营养学家们一致认为，人类疾病第一原因，或者至少 90% 以上的疾病是由于饮食结构不合理造成的。

当前，最大的饮食不当是——一些孩子对吃表现出极浓厚的兴趣，一天到晚嘴不停，吃得太好、动得太少，最终成为"小胖墩"。"小胖墩"明显增多，致使"小糖人（糖尿病）"也猛增。但是，也有一些孩子，生活越来越好，胃口却越来越刁，这不吃，那不吃，每顿饭爸爸妈妈们都要和孩子开展一场"你追我赶"的战争，偏食、挑食、厌食，成了让父母最头痛的心病，最终成为"豆芽菜"式营养不良。世界卫生组织估计，每年有 350 万左右孩子死于营养不良。

从这个事例可以看出，晶晶的厌食是喂养不当导致脾虚、小肠吸收功能障碍造成的，从开始家长填鸭式的喂养引起孩子积食伤脾，出现脾虚食欲差，再到各种零食伤了孩子的胃阴、脾阳，进而导致孩子出现脾胃阴阳均不足的情况，为医生调理孩子的脾胃，恢复正常运化功能带来困难。选方用药时既要健脾，又要照顾孩子的胃阴、脾阳，最终选用异功散合养胃增液汤加减：太子参 5 克，白术 10 克，茯苓 10 克，山药 15 克，陈皮 5 克，沙参 10 克，麦冬 10 克，石斛 10 克，炙甘草 5 克。每日 1 剂，水煎服，每次 50 毫升，每日 3 次，可连续服用 3 个月。

距今约 1 500 年前，医德医术一流的名医、药王孙思邈在他的著作《备急千金要方》中说道："凡欲治疗，先以食疗，既食疗不愈，后乃用药耳。"每一种食物都有药物作用，孩子吃什么才健康？为什么能吃某种食物或不能吃某种食物？吃与不吃的科学依据是什么？是为人父母者应该用心学习的。

家长万万想不到，费尽心思为孩子准备的食物，原以为能让孩子健康成长，结果适得其反，竟让孩子深受过敏、湿疹、鼻炎、哮喘、呕吐、腹泻、腹痛、便秘、痤疮等疾病所苦，并使孩子健康状态明显下降，还有很多孩子成为肥胖、糖尿病等疾病的预备军。

如何让孩子健康的成长、远离疾病，在饮食上必须注意三点：第一，什么是健康饮食？第二，选对食物，孩子健康有潜力；第三，养成健康的饮食习惯。

也有一些孩子妈妈问：孩子每天吃很多，但也不长肉，这是怎么回事？

这就是中医所说的，孩子光吃不长肉的"胃强脾弱"表现。有些孩子特别能吃，但家长反映孩子吃什么拉什么，不吸收，长得很瘦还特能吃。这种情况日常注意吃一些健脾的食物，如白术、薏苡仁、茯苓等。同时注意不要让孩子吃得太多，千万不要暴饮暴食。

有家长问，我家两个孩子，医生都说是脾虚质，为什么
🏵 表现不一样？难道脾虚也有兄弟？

确实如此，脾虚质有脾气虚、脾阳虚、脾不统血及脾虚湿困
四个兄弟。

脾气虚是指脾气不足，失其健运，以食少、腹胀、便溏及气
虚症状为主要表现的虚弱证候。

脾阳虚是指脾阳虚衰，失于温运，阴寒内生，以食少、腹胀
腹痛、便溏等为主要表现的虚寒证候，又名脾虚寒证。

脾不统血是指脾气虚弱，不能统摄血行，以各种慢性出血为
主要表现的虚弱证候，又名脾（气）不摄血证。

脾虚湿困是指因饮食不节或者劳累过度，思虑伤脾，或久病
耗伤脾胃，引起脾运化水湿功能失常，出现脘腹痞闷胀痛，泛恶
欲吐，纳呆便溏，头身困重，肢体浮肿，小便短少或短黄，大便
溏稀或者泄泻等症。

🏵 孩子妈妈问：如何让"豆芽菜"孩子壮起来？

倡导均衡饮食成为小儿最佳饮食，即不偏食、多吃天然的食
物、维护肠道干净、避开禁忌的食物、要吃早餐。

1. 不偏食 食物要全面，营养要均衡，五谷杂粮、肉类、蔬
菜、水果都要吃。

2. 多吃天然的食物 避免食用含添加剂的食物，如方便面、
罐头等食品。

3. 维护肠道干净 不仅要讲卫生，还要吃含纤维素的食物，
促进肠蠕动，排出体内的废物，才能维护肠道干净。

4. 避开禁忌的食物 避开肥肉、过甜、过酸、过咸的食物，

还要避开发泡的饮料。

5. 要吃早餐　早餐一定要吃饱，不能吃一点儿垫一垫。吃好早餐除可保证旺盛的精力学习和锻炼外，对促进孩子生长发育有重要意义。

再给大家推荐一款消食开胃汤。

【用料】炒麦芽、炒谷芽、炒山楂各 10 克，苹果 1 个，冰糖10 克。

【制法】将炒麦芽、炒谷芽、炒山楂用清水淘一下，苹果用盐搓洗干净外皮，冲洗干，切小块。所有食材加入锅中，加 500 毫升水，加入冰糖 10 克，调和酸味，煮 30 分钟左右即可，喝汤。

🌸 **孩子妈妈问：厌食反复发生，如何预防？**

只要遵照"一少、二定、三多、四要"的饮食原则，就能保证孩子不会厌食。

一少。少零食，零食对于孩子饭量的影响是有目共睹的。

二定。①定时：按时进餐。不要早一顿、晚一顿，这样会破坏孩子的饮食习惯，对孩子的消化功能有不良影响。②定量：规定孩子的正常饭量。孩子不爱吃的要想办法让他吃饱，爱吃的也不要让孩子贪吃太多，这样才能保证孩子肠胃正常而旺盛的功能。

三多。①多品种：家长要善于变换饭菜的花样品种和口味，讲究食品的色、香、味、形。②多运动：运动可消耗较多的能量，使孩子感到饥饿，就会食欲旺盛，吃饭香。③多引导：对已能懂得一些道理的孩子，家长需多加引导，讲明不吃饭、不吃饱、不吃蔬菜的危害。只有吃饱吃好，才能发育好、长得快。尽量克服孩子偏食和挑食的不良习惯。

四要。①食物搭配要合理：要荤素搭配、粗细搭配；②食物要易于消化；③食物营养要均衡、合理；④微量元素、维生素要（及时）补充。

舌象与舌外特征

脾虚泛指因脾气虚损引起的一系列脾脏生理功能失常的病理现象及病证。

如何评估是否脾虚？主要从以下六个方面进行。

舌象特征：舌体胖大，齿痕舌、类剥苔，苔白，厚重而滑腻。

形体特征：消瘦，或虚胖。

心理特征：懒言少语。

常见表现：面色萎黄、身倦乏力、食少乏味；或食后作胀，大便溏泄或便秘；或食谷不化、四肢欠温、气短怯冷，或流口水，或腹胀，或肥胖，或消瘦，睡眠差，记忆力差，舌边齿印，舌苔厚。

患病倾向：厌食、便秘、腹泻、流涎、呕吐、疳证、湿疹等。

适应能力：对外界适应能力差，机体抵抗力下降，较易引起各种胃肠道疾病和呼吸道疾病；容易引起学习能力不足，记忆力下降，甚至影响智力发育。

最重要的特征是厌食、消瘦。

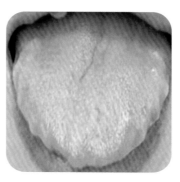

舌体胖大，边有齿痕、苔白

🌷 饮食建议

1. 不要吃得太饱　1岁后、7岁前的小儿，晚餐后不要再进食。

2. 吃热而软的饮食　中医认为，"五谷养胃"，粮食对于肠胃最有好处，同时要注意主食与辅食的比例。一般来说，针对胃炎患儿，饮食宜热宜软。

热指小儿吃进去的食物要温热，禁忌冰镇食品，冷牛奶、冷水果就不适宜。有的小儿吃饭时间过长，造成饮食冰凉也不适宜。

软指食物的质地要松软，易于消化吸收。不吃油炸食品和过于粗糙的食物，如炸鸡腿、油爆虾以及芹菜、笋、咸菜等硬而难消化的食品。腌制食品也会损伤胃黏膜。

一般来讲，鱼、蛋、牛奶、蘑菇、豆腐、鲜嫩蔬菜、瘦肉、童子鸡、鸽子、鹌鹑等食物可经常食用。

3. 多吃健脾益气、醒脾开胃消食的食品　如粳米、籼米、锅巴（焦锅）、薏苡仁、熟藕、山药、白扁豆、豇豆、葡萄、大枣、胡萝卜、马铃薯、香菇等。每次选用1~4味煲汤或煲粥。

4. 戒掉零食，尽可能不吃　米气养人，必须保证主食。早餐一定要吃温热的食物。一天保证最少一顿米饭，两顿最好。精制的米粉、面条少吃或不吃，自制的面条可吃。

5. 忌食性质寒凉、易损伤脾气的食品　如苦瓜、黄瓜、冬瓜、茄子、空心菜、芹菜、苋菜、茭白、莴笋、金针菜、柿子、香蕉、梨、西瓜、绿豆等。

🌷 生活起居

南、北方人体质不同及地域差异而致病邪易感性及性质不同。

就脾胃外感证而言，南、北方无差别，皆因夏季炎热，天暑下迫，雨水较多，地湿蒸腾，暑热极盛，湿气较重，暑湿相搏，侵入人体，阻于气分，导致暑湿病、湿温病。就里虚、里实证而言，则体现了南、北差异之处，也充分体现《黄帝内经》中人与天地四时相应的理论。北方多见脾胃阳虚、寒湿困脾证；南方多见脾胃阴虚、脾胃湿热证。

如果咳嗽难以治愈，属脾胃阴虚，阳气不足，正气衰弱，应在调理脾胃的基础上治疗咳嗽，还可配合捏脊疗法。

❤ 运动指导

健脾体操。①屈腿运动：仰卧位，两腿同时屈膝提起，使大腿贴腹，然后还原，重复 10 次；②举腿运动：仰卧位，两腿同时举起（膝关节保持伸直），然后缓慢放下，重复 10 次；③踏车运动：仰卧位，轮流屈伸两腿，模仿踏自行车动作，快而灵活，屈伸范围尽量大，每次 30 秒。

❤ 食疗药膳

山药扁豆糕： 鲜山药 200 克、白扁豆 50 克、陈皮 3 克、大枣肉 500 克。将山药去皮切成薄片，再将大枣肉、白扁豆切碎，陈皮切丝，同置盆内，加水调和，制成糕坯，上笼用武火蒸 20 分钟，做早餐食之，每次 50~100 克。

莲子山药粥： 莲子 30 克，山药 80 克，粳米 50 克。将莲子去心，与山药、粳米共煮粥食用。此方适用于消瘦、食欲不振的脾胃虚弱患儿。

大枣小米粥： 大枣 10 枚，小米 30 克，先将小米清洗后，放入锅内用小火炒至略黄，然后加大枣及适量水，用大火烧开后再改用小火熬成粥食用。此方适用于消化不良伴有厌食的脾胃虚弱患儿。

麦冬沙参扁豆粥： 沙参、麦冬各 10 克，白扁豆 15 克，粳米 50 克。将沙参、麦冬加水煮 20 分钟取汁，用此汁液与粳米、白扁豆共煮粥食用。此方适用于手足心热、大便干的脾胃虚弱患儿。

山楂粥： 取适量的山楂（约 20 克）、米（30 克）共煮粥，煮的过程中可加入两三片薄姜。粥成后加少许糖即可，具有健脾消食的功效。

♥ 按摩保健

主要针对脾胃虚弱、食欲差、容易腹泻的孩子。具体操作方法如下。

第一步：补脾经（定位：拇指末节螺纹面。操作：将拇指螺纹面轻附于患儿拇指螺纹面上，做顺时针方向的环旋移动）300 次。

第二步：推四横纹（定位：掌侧示指、中指、环指、小指近节指间关节横纹处。操作：用拇指螺纹面逐个纵向上、下来回直推本穴，或使小儿四指并拢，在穴位上横向来回直推）400 次。

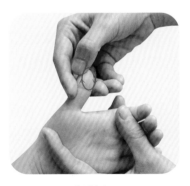

补脾经

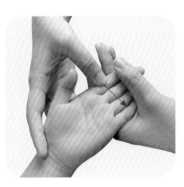

推四横纹

第三步：摩腹（定位：腹部。操作：用全手掌或四指螺纹面顺时针摩整个腹部）5分钟。

第四步：捏脊（定位：大椎至长强呈一直线，是小儿身体上最长的线状穴。操作：用拇指后按，示、中两指在前，或将示指屈曲，以中指桡侧后按，拇指在前，两手自下而上捏脊，为补法，反之为泻法）5遍。

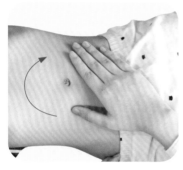

摩腹

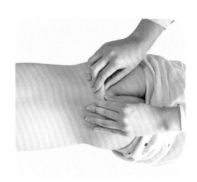

捏脊

第五步：揉足三里 [定位：犊鼻（外膝眼）下3寸，胫骨前嵴外一横指处。操作：用拇指按揉] 双侧各300次。

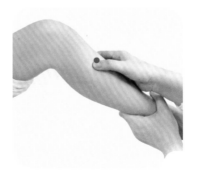

揉足三里

🫀 中药调理

积食——选用保和丸

积食型脾胃病一般表现为胃痛、总有饱胀感、食欲减退，甚至出现呃逆、胃灼热等症状，老百姓多称之为"脾胃不和"。这种常见于节日之后的脾胃不适，多为食滞胃脘证，发病前患者常有暴饮暴食或饮食不洁史，表现为饮食停滞、打嗝有酸腐气等消化不良的症状，治疗可用消食导滞法，选用保和丸较为合适。保和丸为消食剂，具有消食、导滞、和胃的功效。主治食积停滞，脘腹胀满，嗳腐吞酸，不欲饮食。

脾虚气滞——选用香砂六君丸

脾虚气滞多表现为消化不良、嗳气食少、脘腹胀满、大便溏泄。香砂六君丸具有益气健脾、和胃的功效，适用于治疗功能性消化不良、腹泻、慢性胃炎、胃溃疡、十二指肠溃疡等。

脾胃虚弱——选用人参健脾丸

脾胃虚弱一般会有饮食不化、脘闷嘈杂、恶心呕吐、腹痛便溏、不思饮食、体弱倦怠等症状。人参健脾丸为补益剂，具有健脾益气、和胃止泻的功效。

脾胃虚寒——选用参桂理中丸

脾胃虚寒、阳气不足通常会引起腹痛泄泻、手足厥冷、胃寒呕吐、寒湿疝气、妇女血寒、行经腹痛。参桂理中丸是温补脾肾之阳、散寒止痛的名方，凡脾肾阳虚见腹痛泄泻、四肢厥冷、畏寒倦卧者，为首选之品。

脾虚腹泻——选用参苓白术散

腹泻一般是由于脾胃虚弱引起的，常见症状有食少便溏、气短咳嗽、肢倦乏力。参苓白术散具有补脾胃、渗湿止泻、益肺气的功效。

健儿开胃膏

适应证 脾胃虚弱、运化乏力的体弱儿。其处方思路来自小儿中医泰斗江育仁教授"脾健不在补，贵在运"的理论。用于面黄肌瘦、厌食纳呆、大便不调、身体虚弱、发育迟缓、贫血等营养不良诸症。

处方 怀山药、炒麦芽、炒白扁豆、茯苓、陈皮、炒山楂、焦神曲、炙鸡内金、莱菔子、太子参、炒白术、葛根（煨）、苍术、枳实、莪术、砂仁、藿香、甜菊叶、甘草等。上述药物浸泡12小时，文火煎3次，过滤成药汁，加麦芽糖250克、冰糖750克，熬成膏药。

功效 健脾益气，和胃调中。

用法用量 1~3岁，10克/次，每日2次；4~6岁，15克/次，每日2次；6岁以上，20克/次，每日2次。3个月为1个疗程。

健儿助长膏

适应证 脾肾两虚的体弱儿。可用于促进偏矮儿童生长，早期预防，最终可纠正患儿偏矮的状态，达到理想的成年最终身高。

处方 太子参、黄芪、白术、茯苓、生地黄、熟地黄、山药、黄精、枸杞子、益智仁、吴茱萸、陈皮、炒白扁豆、焦山楂、焦神曲、炒麦芽、泽泻、牡丹皮、怀牛膝、骨碎补、木香、枳实、甜菊叶、炙甘草、三七各30克。上述药物浸泡12小时，文火煎3次，过滤成药汁，加麦芽糖250克，冰糖750克，熬成膏药。

功效	健脾补肾，益气养血。
用法用量	1~3 岁，10 克 / 次，每日 2 次；4~6 岁，15 克 / 次，每日 2 次；6 岁以上，20 克 / 次，每日 2 次。3 个月为 1 个疗程。

💜 精神调摄

　　愉快的心情有利于胃的消化，可使食欲大增，这就是中医学中所说的肝疏泄条达则脾胃健旺。反之，情绪不好，恼怒生气，则肝失条达，抑郁不舒，致使脾胃受其制约，影响食欲，妨碍消化功能。因此，脾虚质的孩子要保持乐观的心态，脾胃虚弱才能不断改善。

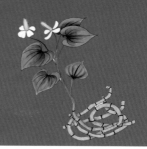

第十章

痰湿质（心宽体胖）孩子的特征与调养

您的孩子是否头发、鼻子、嘴角总是油油的，特别是每天早上醒来或到了下午就会觉得脸部黏黏的，洗脸后很快又觉得脸上油腻？

您的孩子皮肤是否容易出汗，背部黏黏腻腻的，尤其是腋窝很容易出汗，有异味？

您的孩子是否容易感到胸闷，或腹部胀满不适，有积滞、消化不良的现象？

您的孩子是否体形发胖，肚子大，常感觉腹部胀满？

您的孩子是否平时痰多，即使没有感冒，也总感觉到咽喉部有痰堵着咳不出来，特别是晚上睡觉时，一躺下痰就多？

您的孩子是否容易感到身体沉重不清爽，肢体倦怠无力，懒得动，爱睡懒觉？

传说中痰湿质的孩子是什么样子？让您的孩子来做个中医身体测评吧！

🍀 典型病例

小张，女，15 岁，体形肥胖，爸爸妈妈很宠她，从小想吃什么就买什么，结果年龄越大，体形越胖，腹部挂着一个大大的"救生圈",走不了几步就汗流夹背,有时还会觉得四肢酸困沉重。上初三时因太胖,不能参加常规的体育活动,经检查,发现血糖、血脂偏高,脂肪肝,舌胖大,舌苔白腻。

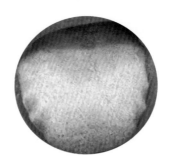

胖大舌,白腻苔

诊断:痰湿质。

痰湿质是如何形成的?

第一,先天禀赋——来自父母,是痰湿体质形成的第一要素。父母体胖的,孩子大多数也体胖。

第二,孩子不爱运动,爱吃肥甘油腻(如黄油、巧克力)、冰冻寒凉食物,晚上23:00以前不睡觉,吃夜宵,早上不吃早餐,爱喝含糖量高的饮料或爱吃甜食等,导致孩子体内的废物垃圾太多,交通堵塞了,堵到哪里,哪里就出问题。但是为什么会堵塞呢?一个原因是摄入过多;另一个不容忽视的原因就是气虚,动力不足,疏通能力下降了,也会堵塞。

第三,孩子口味偏咸,吃盐太多,是促生和加重痰湿体质一个非常重要的饮食因素。

第四,吃太多冰冻寒凉的东西,会促生和加重孩子的体质偏颇,比如说会加重孩子的阳虚体质、气虚体质,也会加重孩子的痰湿体质。中医认为,脾为生痰之源,肺为储痰之器。吃冰冻的东西太多，就伤脾胃，脾胃被伤后，就会气血化源不足，就会生痰，形成痰湿体质。而且这种痰湿体质往往和阳虚夹杂在一起，这种痰湿和阳虚合起来，一旦发胖，就可能是重度肥胖，很难调整。

第五，长期熬夜。只要长期熬夜，就会呈现出一种典型的痰湿壅盛的舌象：舌苔厚腻，久久不退。如果是长期的舌苔厚腻，久久不退，基本上可以断定是痰湿体质，湿气很重。所以，总是熬夜特别会促生痰湿体质。老熬夜，影响胆气的疏泄，影响到胆就会影响到肝，肝接着就影响到脾，这是环环相扣的。

痰湿体质是酝酿现在所有生活方式病的最大温床和土壤，孩子在享受物质生活的同时，出门以车代步，冷了用暖气，热了用空调，多舒服啊，带来的代价是很多疾病缠身。

脾主运化，一方面把吃进去的水谷精微吸收，变成了结实的肌肉，另一方面把剩下的废液排掉，如果出了问题，排不出去，蕴结在体内，就成了痰湿体质。所以说，痰湿可不是个好东西，窜到哪里，哪里就容易得病。

分析这个肥胖孩子，体形肥胖，四肢酸困沉重，血糖、血脂高，脂肪肝，舌胖大，舌苔白腻，是典型的痰湿体质，属于寒湿。由于过度肥胖，稍微活动就汗流夹背，舌胖大，舌苔白腻，又有气虚的表现，因此，孩子的体质是痰湿合并气虚，调理时，既要温化寒湿，又要补气，才能更好利湿。选方用药以苓桂术甘汤、五苓散、猪苓汤加黄芪为主方：黄芪 15 克，桂枝 10 克，白术 10 克，茯苓 10 克，荷叶 10 克，泽泻 10 克，薏苡仁 10 克，猪苓 10 克，滑石（包）10 克，陈皮 5 克，半夏 5 克，炙甘草 5 克。每日 1 剂，水煎服，每次 50 毫升，每日 3 次，随病情变化，适当调整处方，连续服用 6 个月。

✿ 怎么能判断自己体内是不是有湿呢？

1. 看大便　什么样的大便才是正常的呢？金黄色的，圆柱体；香蕉形的，很通畅。

🍃 如果大便不成形，长期便溏，必然体内有湿。

🍃 如果大便成形，但大便完了之后总会有一些粘在马桶上，很难冲下去，这也是体内有湿的一种表现，因为湿气有黏腻的特点。

🍃 如果不便于观察马桶，也可以观察手纸。大便正常的话，一张手纸就擦干净了。但体内有湿的人，一张手纸是不够用的，得三到五张才能擦干净。

🍃 如果有便秘，并且解出来的大便不成形，说明体内的湿气已经很重很重了，湿气黏腻性使大便黏在肠子上，被肠子吸收，而不让它排出体外。这样，粪毒入血，百病蜂起，如果只是就病论病，不明白病根在于体内的湿气，胡乱治疗，这是更可怕的事情。

2. 看起床的状态　有的人，每天早上 07:00 该起床的时候还觉得很困，觉得头上有种东西在裹着，让人打不起精神，或是觉得身上有种东西包着，让人懒得动弹，那么，不用看舌头，也不用看大便，也能判断他体内湿气很重。中医讲"湿重如裹"，这种被包裹着的感觉就是身体对湿气的感受，好像穿着一件洗过没干的衬衫似的那么别扭。

3. 看舌苔　"舌为心之苗，又为脾之外候"，舌头是可以敏感地反映出我们身体状况的。

健康的舌淡红而润泽，舌面有一层舌苔，薄白而清静，干湿适中，不滑不燥。如果舌头达不到这些指标，说明身体功能已经出现问题了。

舌苔铺满舌头，说明体内湿气重，一般来说，正常的舌苔应该是把舌质露出来的，但是有一种舌苔却把整个舌头给铺满了，一点儿都没有把舌质露出来，这在中医学中称为舌苔满布，说明人体内水湿很重。舌苔满布与舌质淡白很容易混淆，比如，舌质颜色本来是淡红的，但如果舌质很白，白到跟舌苔是一个颜色，感觉就好像是舌苔满布。舌苔满布与舌质淡白的区分要点：看舌苔的颗粒是不是把舌边都铺上了，如果是，那就是舌苔满布；如果舌头没有被舌苔完全覆盖，而且是淡白的，说明这个舌象是舌质淡白。舌苔满布意味着舌苔过度生长，代表体内湿气很重。

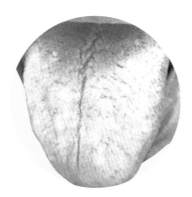

白腻厚苔，舌苔满布

比如突然有一天外边雾气很重或者连续下了几天雨，然后舌苔一下铺满了孩子的舌头，那就说明孩子体内的湿气很重，就该想办法好好祛湿了。身体水湿的形成跟孩子睡觉的地方也有关系。如果孩子经常睡阴面房间，或者住的楼层低，都会让孩子体内的水湿加重。

舌苔的厚薄也能说明一个人体内湿气的轻重情况。舌苔薄的时候，即便布满舌头，也说明体内湿气没那么重；舌苔越来越厚，说明湿气越来越重。如果厚到一定程度，湿气会凝结成一种黏稠状的物体，中医称为痰。中医说的痰，更多是体内的痰，不一定是咳出来的痰，这个时候，舌苔就会又白又厚。舌苔薄的时候，我们体内的湿气还比较容易去掉，如果舌苔很厚，去掉湿气的难度就增加了，所以舌苔越厚，就越需要重视。

如果舌苔都浮起，像是能刮掉，说明体内的湿气不严重。如果舌头看上去又胖又大，上面齿痕明显，说明有些水肿。舌苔很腻又不均匀，说明这些舌苔是飘着的。中医把舌苔的这种状态叫作虚浮，因为它是没有根的，舌苔都浮起来了，好像一刮都能刮掉的感觉。其实，这种舌象是暂时出现的。比如吃了某种食物，喝了牛奶，都会出现这种情况，对于孩子，暂时的积食也会如此。所以，如果一个人本来就正气不足，又在短时间内吃多了，就会暂时出现这种舌象。这种没根的湿气稍微用点儿药就能去掉，一天就能让这样的舌象消失。比如，可以吃清淡饮食，吃几天粗粮，吃蔬菜，喝点萝卜汤，都会让这样虚浮的舌苔去掉，让脾胃的功能恢复。

总之，如果舌苔白厚，看起来滑而湿润，说明体内有寒；如果舌苔粗糙或很厚、发黄发腻，说明体内有湿热；如果舌质赤红无苔，则说明体内已经热到一定程度伤阴了。

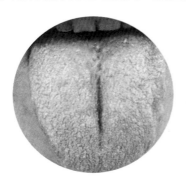

舌苔粗糙、黄腻

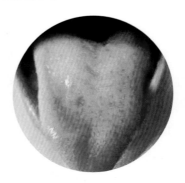

舌质赤红无苔

如何评估是否有痰湿？主要从以下六个方面进行。

舌象特征：舌体胖大，舌苔白腻。

形体特征：体形肥胖，腹部肥满松软。

心理特征：性格偏温和，稳重恭谦，豁达，多善于忍耐。

常见表现：面部皮肤油脂较多，身体多汗且黏腻不爽，会有胸闷、痰多等常见表现。有的痰湿质面色黄胖而暗，眼胞微浮，容易疲倦，周身感到困重不爽。口腔经常感到黏腻，或者甜腻，脉滑，小便有时候微混浊。

易患疾病：具有患肥胖症、代谢性疾病、糖尿病等倾向。

适应能力：对梅雨季节及潮湿环境适应能力差。

最重要的特征是胖。

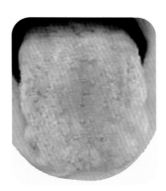

舌体胖大，舌苔白腻

特别提醒

肥胖是人体代谢异常的表现，同时也会给人体带来病理变化。肥胖的产生，与后天饮食过度有关，也与先天体质因素有关。中医将这一类容易引起代谢异常的体质称为痰湿体质。

　　湿邪是现代人健康的克星，是绝大多数疑难杂症和慢性病的源头或帮凶。只要湿邪少了，很多所谓的现代病都会远离我们，很多慢性疾病也会失去存在的倚仗。如何对付湿邪，祛除湿邪呢？

　　脾为生痰之源，痰湿的源头在脾胃。所以，这还是一个好好保护脾胃的问题。养生原则就是在保护脾胃的基础上适当地再祛湿，适当地梳理气机，让人体的内环境尽量清洁一些。

　　控制食量、吃饭要吃七分饱，不要暴饮暴食，吃饭速度不要过快，要少吃盐，特别不要吃宵夜，必须吃早餐（吃早餐是改善痰湿体质、减肥的第一步），饮食宜清淡，多食用偏温燥或者有祛湿作用的食物。

　　比如，梅雨季节，痰湿体质的孩子会很难受，大便发黏，小便混浊，睡不好觉，因为痰湿一重，它就会停到中焦，晚上阳气不能潜藏，所以就睡不好觉。这时候可以吃麻辣烫，出一身大汗，如果还不出汗的话，接着去运动。

　　祛湿的食物：生姜、淮山药、白扁豆、薏苡仁（薏米）、赤小豆、鲫鱼。

　　首先，生姜非常适合痰湿体质的人，能散湿，暖脾胃，促进发汗。

　　用法：泡茶，姜配红糖、大枣，煮几分钟，夏天坚持喝一段时间，情绪稳定，耐热强，肤色好。一般人可以用三四片姜，痰湿体质明显的可以多加些，放七片姜（如果你是痰湿体质，又不是太胖，放三四片就可以了）。但是生姜并不是随时都可以用的，夏天吃最好。"夏日伏阴在里，冬日伏阳在里"。夏天脾胃是虚弱的，气血是外强中干的，气血都往外走，里边反而虚。所以，这时我们古人强调，夏天不能贪凉饮，这时候吃生姜可振奋脾胃，还可帮助气血外达，所以感冒的时候吃生姜，发汗，帮助气血外达，正好应着天地之间的阳气生发。立秋之后姜要少吃或者停吃，因为到了秋天以后，阳气逐渐收敛了，自然界生机开始收敛，树叶都落了，自然界的生命现象不像夏天那么繁茂了。这个时候就不要再吃生姜了。因为生姜鼓舞气血外发，正好和自然界的趋势是拗着的，继续吃的话就可能睡不好觉了。

俗话说"冬吃萝卜，夏吃姜"。因为冬天穿棉衣，不户外活动，也不出汗，在这个基础上还要大进补，要吃羊肉、狗肉，吃很多坚果，胃口大开，吃油炸花生，里边塞满了热的东西，又积滞，外边又不发汗，所以冬月伏阳在里，这个时候吃点萝卜，第一行气，第二它稍微偏凉一点儿，帮助消化，还能够促进吸收，能够让你秋冬进补，补而不呆，补而不滞。冬天的伏阳外发，冬天的时候反而要吃一些稍微清凉的食物，即冬吃萝卜。

其次，是薏苡仁（薏米）和赤小豆。这两样食材，不需按什么比例，每次一样抓一把，洗干净后放在锅里面加水熬，熬好后就是祛湿健脾的佳品——薏米赤小豆粥了。

熬薏米赤小豆粥是有很多技巧和讲究的。薏苡仁（薏米）很硬，赤小豆也很硬，如果放在锅里一直熬，熬1个多小时还不烂，而且搞不好还会把水烧干，造成糊底。有两种办法：第一种方法是在锅里加进去足够的水，烧开后熄火，让薏苡仁（薏米）和赤小豆在锅里焖30分钟，再开火，烧开后再焖30分钟，赤小豆粥就煮成了。第二种方法更简单，就是把现在家里不常用的保温瓶洗干净，将薏苡仁（薏米）和赤小豆放在里面，再倒进去开水，塞紧瓶头焖着，每天晚上这样弄好，早晨起来就是粥了，正好当早餐喝。

薏米赤小豆粥有个好处，就是怎么熬都不会发黏发稠，底下总是熬烂了的赤小豆和薏苡仁（薏米），上面是淡红色的汤，而薏苡仁（薏米）和赤小豆的有效成分大部分在汤里。熬粥的时候，水放得多一些，这些汤就够我们喝半天了，正好可以当茶喝。如果是夏天，上午就得争取把它喝完，因为到下午喝就会变味儿了。

至于功效，那真是非同小可。薏苡仁，《神农本草经》将其列为上品，利肠胃，消水肿，健脾益胃，久服轻身益气。赤小豆，有明显的利水、消肿、健脾胃的功效，因为它是红色的，红色入心，因此它还能补心。既要祛湿，又要补心，还要健脾胃，非薏苡仁和赤小豆莫属。将其熬成粥，意在使其有效成分充分被人体吸收，同时也不给脾胃造成任何负担。

家长又问：是不是所有的孩子都能喝薏米赤小豆粥，有禁忌吗？

其实，这个粥是养生佳品，没有什么不良反应，但针对不同的孩子，则可以适当地做一些加减法。有的人体质偏寒，里面可以加一点儿温补的食物，像龙眼肉（桂圆）、大枣都可以；如果着凉感冒了，或是体内有寒，胃中寒痛，食欲不佳，可在薏米赤小豆粥中加几片生姜。生姜性温，能温中祛寒，健脾和胃。注意，生姜不可多放，多放就使粥变得辛辣了。如果想在粥里加点儿调味品，最好放红糖，红糖是性温的。

学会薏米赤小豆粥的加减变化，使用得当可以对生活中大部分常见病起到很好的治疗效果。

另外，痰湿质的孩子，咸的、酸的、寒凉的、腻滞的、收涩的东西都要少吃。有个成语叫"望梅止渴"，别说吃了，看一下，说一下，口腔马上就一嘴的津液出来了，所以中医有句话叫"酸甘化阴"。阴是津液，本来痰湿体质就是津液多，发挥不了正常作用，再吃一些酸性的东西，水更多，更使痰湿加重。

比如山楂，要适可而止，痰湿重的人不能多吃，不仅不会帮你减轻体重，反而会使你的痰湿加重。还有苦寒的东西要少吃，比如前面讲的阳虚、气虚体质的人，吃苦瓜就要适可而止，会使痰湿加重。

特别注意，要少喝饮料，尤其含糖量高的饮料，甜能生湿，甘能生湿，肥甘厚腻生痰湿，所以，饮料一定要少喝。西瓜也要少吃，痰湿体质的人吃西瓜不会减肥的。

肥胖（痰湿体质）的人要管住自己的嘴，饭应吃八分饱，吃饭速度不能过快，水果、海鲜等都要少吃。痰湿体质是从一种复杂的生活方式、比较恣情纵欲的生活方式里产生的，要想改善它，就必须从这个方式里走出来。饮食回归清淡，生活回归简单，不要去熬夜，多运动。比如在农村，痰湿体质很少见，气虚体质比较多，痰湿体质在城市中比较常见，尤其是经常熬夜或应酬多的人最常见。

痰湿体质的人，在饮食上，既要科学合理摄取食物，又要充分注意饮食禁忌。一般而言，饮食宜清淡，应适当多摄取能够宣肺、健脾、益肾、化湿、通利三焦的食物。日常食物可选用赤小豆、白扁豆、蚕豆、花生、薏苡仁、文蛤、海蜇、猪肚、橄榄、萝卜、洋葱、冬瓜、蘑菇、荸荠、砂仁、木瓜等，还可以配合药膳调养体质，遵守"五低一高"的原则（低热量、低糖、低盐、低脂、低蛋白、高纤维）。

肉类尽量以白肉（指鸡肉、鸭肉、鱼肉、虾肉、蟹肉等）代替红肉（指猪肉、牛肉、羊肉等），用植物油代替动物油，多以蒸、煮、烤的方式烹调食物。少食煎炸、烧烤之品，或甜、黏、油腻的食物，如炸鸡腿、肥肉、黄油等。

避环境的湿，日常生活最好减少暴露在潮湿环境中。避免凉水沐浴，坚持洗热水澡；不宜居住在阴冷潮湿的环境里；潮湿下雨天减少外出；不要穿潮湿未干的衣服；水分摄取要适量。

尤其对湿气敏感的人，更应留心下列事项。

不要直接睡地板。空气中水分会下降且地板湿气重，容易侵入体内造成四肢酸痛。最好睡在与地板有一定距离的床上。

经常晒太阳或进行日光浴。在湿冷的气候条件下，要减少户外活动，避免受寒淋雨，保持居室干燥。运动出汗特别多的时候，不要马上吹空调，不要马上吹风扇，不要马上去冲凉，因为这个时候最容易外湿、内湿相合，非常伤身体。运动完以后一定要汗落了再去洗澡。

夏天要尽量少用空调，多出汗。在又湿又热的环境下使用空调，确实能够减少一些夏天常见病、多发病的出现，但是空调的过度使用，会对孩子的体质产生非常大的影响。如果太依赖空调的话，是非常影响人与自然的关系的。我们知道，一年四季（春、夏、秋、冬），春生、夏长、秋收、冬藏，春、夏之季是阳气生发，能量代谢、生命力特别旺盛的时候，秋、冬是潜藏、储存能量的时候，生命过程就是在年复一年的春、夏、秋、冬里完成的。这是自然之道，春天必须是升发的，夏天是消耗的，夏天无病三分虚，一定要保证一定程度上的无病三分虚，才能保证秋天、冬天进补补进去的是好的东西，能被人体吸收，被人体利用，否则越补痰湿越重。夏天一定要消耗，如果过度依赖空调，不出汗，体内的湿气就散发不出去；不出汗，能量消耗途径就被截断了。中医认为，出汗的过程是一个能量消耗的过程，叫"阳加于阴为之汗"。如果憋在那儿不发散，那么能量不消耗就发胖。过去是过年后体重增加，吃得多，现在不是了，很多人是夏天体重增加，这就和空调的使用有关系。能量不消耗了，没有酷夏了，没有三分虚了。所以，空调的使用与代谢综合征、现代生活方式病及心脑血管疾病等有密切关系。

穿衣服要尽量宽松一些，穿一些棉、麻、丝绸等天然纤维制成的衣服，利于湿气的散发。肥胖的人一定不要去穿塑形衣服，它非常妨碍湿气的散发。痰湿体质和湿热体质的人最适合穿天然纤维制成的衣服。

♥ 运动指导

运动排汗祛湿。运动出汗是很好的祛湿气方法，特别是夏天不要过度使用空调、风扇，身体里面的汗一定要出来，否则你的湿气太重，到了冬天肯定会得病的。

夏天，孩子长期待在密闭空调房间内，很少流汗，身体调控湿度的能力变差。试试看跑步，任何"有点儿喘、会流汗"的运动，都有助排汗，促进水液代谢。

痰湿质孩子，形体多肥胖，身重易倦，故应根据自己的具体情况，多进行户外活动，以舒展阳气，通达气机。长期坚持运动锻炼，如散步、慢跑，打乒乓球、羽毛球、网球、游泳以及适合自己的各种舞蹈。

运动时间应当在下午 14：00—16：00 阳气极盛之时，运动环境温暖宜人。对于体重超重、运动能力极差的人，应当进行游泳锻炼。

痰湿质的人一般体重较重，运动负荷强度较高时，要注意运动的节奏，循序渐进地进行锻炼，保障人身安全。

运动形式	运动目标	强度/时间/频率	备注
跑、走交替	改善心肺功能及抗病能力	时间：30~45分钟；频率：每周5次	跑、走交替有两种方法：一种是先走后跑，即走1分钟后跑1分钟，交替进行；另一种是由走开始锻炼，随着身体适应能力的增强，渐渐过渡到由慢跑代替行走
骑自行车等	增强心肺功能及控制体重	时间：45~60分钟；频率：每周3~5次	强度：由小逐渐加大，心率在靶心率范围，即140~170次/分。间歇锻炼和每日锻炼对减轻体重和改善体质同样有效果
等张训练	肌肉强度及耐力的训练，以消除局部脂肪	时间：每回合10~15分钟，每次3个回合；频率：每周5次	可根据脂肪沉积的部位选择力量性肌肉运动，如仰卧位的腹肌锻炼，可消耗腹部脂肪；两上肢的哑铃运动，可消耗肩、胸、背部的脂肪

♥ **食疗药膳**

山药冬瓜汤： 山药 50 克，冬瓜 150 克，放至锅中慢火煲 30 分钟，调味后即可饮用。可健脾，益气，利湿。

赤豆鲤鱼汤: 活鲤鱼 1 条(约 800 克)去鳞、鳃、内脏;红小豆 50 克、陈皮 10 克、辣椒 6 克、草果 6 克填入鱼腹,放入盆内,加适量料酒、生姜、葱段、胡椒,食盐少许,上笼蒸熟即成。可健脾除湿化痰,用于痰湿体质症见疲乏、食欲不振、腹胀腹泻、胸闷、眩晕者。

💜 按摩保健

体表穴位按压:调整消化、排便、水液代谢及内分泌功能。

三阴交:内踝沿胫骨后缘上行 3 寸,约 4 横指宽处。(足太阴脾经、足厥阴肝经、足少阴肾经交会穴,可健脾利湿)

阴陵泉:在小腿内侧,当胫骨内侧髁后下方凹陷处。(健脾利湿,通利三焦,治疗水湿病)

丰隆:外踝尖上 8 寸,条口穴外 1 寸,胫骨前缘外 2 横指处。(足阳明胃经穴位,可健脾化痰)

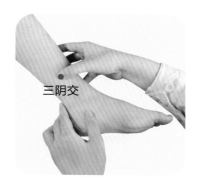

三阴交

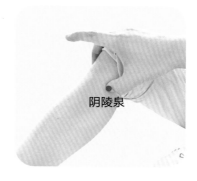

阴陵泉

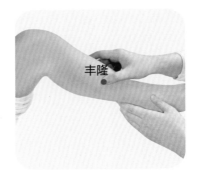

丰隆

经常轮流按压腹部穴位，促进腹部脂肪的分解，增强肠胃蠕动，可防治便秘。

🫀 中药调理

传统中医药中很多药食同源之品可以用来健脾利湿，化痰泄浊，比如白术、茯苓、山药、白扁豆、薏苡仁、砂仁、莲子肉、淡竹叶等。痰湿质肥胖者，可加入升清醒脾之荷叶等。

药不同，去痰湿的部位不同。比如白芥子、陈皮，主要是去肺部的、上焦的痰湿；陈皮如果与党参、白扁豆合起来，可去中焦的痰湿，赤小豆主要是让湿气走于下。

常用的中成药：参苓白术散、平胃散、香砂平胃散，中病即止。

小儿膏方调理：痰湿体质可以这样吃着"化"

健儿化湿膏

适应证 痰湿质体弱儿。用于治疗舌苔厚腻、口腔经常感到黏腻（或者甜腻）、面部皮肤油脂较多、四肢倦怠、周身困重、腹部肥满、胸闷、痰多、多汗且黏腻不爽、小便微混浊的肥胖症、糖尿病。

处方 苍术、白术、怀山药、芡实、厚朴、陈皮、生薏苡仁、炒薏苡仁、荷叶、藿香、白豆蔻仁、炒白扁豆、茯苓皮、瓜蒌皮、大腹皮、太子参、姜半夏、枳壳、广木香、炮姜等。上述药物浸泡 12 小时，文火煎 3 次，过滤成药汁，加麦芽糖 250 克、冰糖 750 克，熬成膏药。

功效 健脾利湿，化湿，燥湿。

用法用量 1~3 岁，10 克 / 次，每日 2 次；4~6 岁，15 克 / 次，每日 2 次；6 岁以上，20 克 / 次，每日 2 次。3 个月为 1 个疗程。

💜 精神调摄

　　痰湿体质性格多偏温和，谦恭，多善忍耐。应多听一些激昂高亢的进行曲、励志歌曲、戏曲，多看一些表现力量、对抗性强的体育比赛。

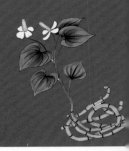

第十一章
湿热质（急躁上火）孩子的特征与调养

您的孩子容易生疮疖或痤疮吗？

您的孩子感到口苦或者口里有异味吗？

您的孩子小便时尿道有发热感，尿色浓（深）吗？

您的孩子大便黏滞不爽、有解不尽的感觉吗？鼻子光亮吗？

传说中湿热质是什么样子？让您的孩子来做个中医身体测评吧！

您有没有遇到过这样的人——脸上和鼻尖总是油光发亮，脸上不清爽，油腻，笼罩一层灰尘的感觉，还长痘，甚至背后、胸口都会起小的脓包，往往他一开口就能闻到口气很大，说话很大声，脾气很暴躁，并且会有大便黏滞不爽、小便发黄的情况。

❤ 典型病例

案例一 3 岁的男孩，右眼上眼睑红肿，医生告诉患儿的家长孩子患了睑板腺囊肿，已经有好几次了，只是这次比前几次更加严重。主要表现为眼睑皮下有隆起的小硬结，可以摸到绿豆或豌豆大小的硬结，与表皮部不粘连，5 个并排存在。硬结处睑结膜面呈紫红色，皮肤出现局限性红肿，触之有压痛，舌质红，苔黄腻，口气重。眼科医生看了说：需要住院，手术，全麻，已经 3 次了，不想再手术，去了多家医院，建议用热敷＋眼药膏先看看效果，宝宝不让敷，实在没办法，在网上搜，说中医可以治疗。确实是这样，中医可以治疗睑板腺囊肿。孩子的妈妈怀着忐忑不安的心情来中医科找我开中药，经四诊合参，证属湿热毒，选方五味消毒饮合银翘散加减：金银花10克，连翘10克，蒲公英10克，栀子5克，黄芩5克，夏枯草10克，牡丹皮10克，赤芍10克，虎杖10克，生石膏（先煎）10克，菊花10克，白茅根15克。7剂，水煎服，每次50毫升，每日3次。第二天早晨第一件事就是看孩子眼睛好点儿没。一看孩子眼睛没昨天红了，好像包也小了一点点，继续给孩子喝药，没想到第三天早晨奇迹发生了，孩子眼睛上的包一下子消了一大半，1周后孩子的睑板腺囊肿彻底痊愈了！

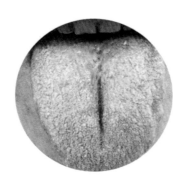

舌苔粗糙、黄腻

睑板腺囊肿属于脾胃不和、肝火旺盛造成的，手术可能会给孩子幼小的心灵带来阴影，而且如果不解决脾胃功能失调的问题，就可能还会复发，所以手术治疗不应该是最上策的治疗方法。上、下眼睑属脾，可能与消化不良、大便不通等消化系统疾病有关系。在这个病的治疗过程中，要注意忌食腥辣，多喝水，多休息，不要上火，还要注意用眼卫生，清内火！

诊断：湿热质。

案例二 李某，男，12岁，因反复颜面部痤疮4个月就诊，见面部散在暗红痤疮，便秘，3~4天排一次大便，排便后大便黏腻，发现其黏在便盆上难以冲洗干净，伴有腹胀、胸闷、食欲不佳、汗出较多。舌红，苔厚腻微黄，脉滑。

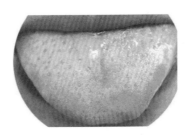

舌红，苔厚腻微黄

诊断：痤疮，体质辨识为湿热质。

治法：清热祛湿，行气健脾。予三仁汤加减：薏苡仁15克，苦杏仁10克，白蔻仁5克（后下），厚朴10克，滑石（包）10克，淡竹叶15克，法半夏5克，连翘10克，佩兰15克，茵陈15克，野菊花10克。

服用5剂后，无新发痤疮，大便已无黏腻感。服用15剂后，两颊仅遗留少量痤疮，每日均有排便，已无腹胀、胸闷感。

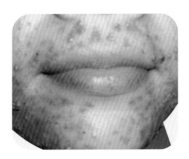

湿热质，面部痤疮

痤疮的发病与肺热有关。临床中患者多为青年阳盛之体，阳常有余，多伴有热象，加之进食发物或精神紧张，外用品刺激等，则易出现热毒袭于上部而成为痤疮。在本病发病过程中，热毒贯穿始终，随着热毒入侵，由表及里，由经入络，病情逐渐加重，最终热毒阻滞经络、生瘀生痰、热痰瘀结而致囊肿结节形成。

湿热质和痰湿质有点相似，在外观上其实最好辨认，一张冒油的脸和满面痘痘是明显标志。有的人认为，长痘不一定是坏事儿，说明还年轻，还有长"青春痘"的本事，其实是体内的湿热过重，里面又不"通风"，它们只好变成痘痘往外挤。这种体质的孩子却偏爱吃上火的食物，越吃热就越重，痘就越多。

✿ 孩子的湿热是怎样形成的?

因家族遗传、嗜食肥甘、滥用补品、环境、空调冷饮等原因，导致孩子体内（尤其是胃肠道）多余的湿和热黏滞在一起，就像油和面裹在一起，又像是经过大雨和暴晒后的草垛，有湿气，温度又高，又闷又潮，又热又臭。

长期生活在湿热环境下（比如广东），也会造成湿热体质。亚健康状态特别多见于湿热体质。湿热体质给人一种浊的表现：头发油腻，头皮屑很多，油油腻腻的；眼睛分泌物很多；说话口气很大；身上的汗味很大；眼睛不清澈，年纪轻轻的巩膜就有脂肪沉积，有红血丝，远远看，眼睛是浑浊的。

外形浊与三种体质有关：湿热、瘀血、痰湿。这三种体质比较容易呈现出外形浊的表现。想改善外形浊，要从改善体质开始，至少不要再加重这种体质。痰湿越重，湿热越重，瘀血越重，外形就越浊。

✿ 孩子为什么脸上"长痘"、眼中长"小疙瘩"？

一般人的印象中，长痘似乎是青春期的专利，其实不然，有很多人到 30 岁以后还在长痘，而且还不少，这可不是年轻的表现，而是一种体质，是体内的湿热在作祟。青春痘，医学中称为痤疮，根本的原因在于湿热导致面部气血不畅而生痘痘。如不及时调理，就会化脓，生成暗疮。

孩子眼中长"小疙瘩"，在眼睑皮下有隆起的肿块，可触及一个或数个大小不等圆形硬结，闭眼时更明显，严重时可导致眼睑下垂而影响视力。有的孩子反复长，西医称这种病为"睑板腺囊肿"，往往有这么两种类型：第一种类型是孩子食欲很好，尤其喜欢吃肉食，而且伴有大便干燥、便秘表现，往往舌红苔黄厚腻，有时候家长也会告诉我们孩子总有"口臭"表现；第二种类型是孩子比较急躁，多动，形体偏瘦，舌红苔白或黄。从中医的角度看，第一种类型叫"胃热炽盛"，第二种类型叫"肝郁化火"，都是因热所致。

湿热体质之所以容易患这些疾病，就是因为体内湿、热两种病邪太盛，内因是湿热，外在表现是生痘、长"小疙瘩"，所以，只是外敷某些药物或者护肤品是不能从根本上解决问题的。

广东地区常年炎热、湿润，这样的气候有时就如同是在一个大蒸锅中，所以，广东地区湿热体质的人比较多。

✿ 家长问：什么样的舌表示孩子身体有湿热？

如果舌头上的菌状乳头偏大，红点集中在舌尖到舌中部，说明体内有湿热。舌头上的菌状乳头就像蘑菇一样，它里边有毛细血管，正常的舌头上的菌状乳头看上去隐隐有点红，不应该太大。如舌苔铺得比较满，而且有点儿发黄，舌苔下的红点也已经掩盖不住了，这表明体内有热。说明孩子体内的上焦热很严重，调理时要以清热为主，而不是滋阴的问题。

🫐舌象与舌外特征

如何评估是否有湿热？主要从以下六个方面进行。

舌象特征：舌质偏红，苔黄腻。

形体特征：形体偏胖，一般体格比较健壮。

心理特征：心情易烦躁，性格多急躁易怒。

常见表现：面部皮肤油腻不洁净，容易生痤疮、粉刺，经常感到口苦、口干，甚至口臭。也可见到小便量少色黄，甚至尿道口灼热；或者大便干燥；或者大便黏滞不爽，肛门部灼热。

易患疾病：易患睑板腺囊肿、疮疖、痤疮、口疮、便秘、尿路感染、黄疸等疾病。

适应能力：对潮湿环境或气温偏高（尤其夏末秋初，湿热交蒸气候）较难适应。

最重要的特征是上火。

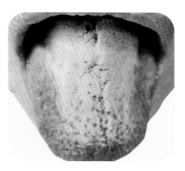

舌质偏红，苔黄腻

人体里水分占据了 60%~70%，人体又是一个恒温的环境，在这样一个充满水分而又温暖的"世界"里，当代谢不能正常进行时，产生"湿热"也就不足为奇了。

💛 饮食建议

饮食上尽量避免甜食、甘甜饮料，少食羊肉、韭菜、生姜、辣椒、胡椒、花椒等甘温滋腻及火锅、烹炸、烧烤等辛温助热的食物。有的人不愿意放弃这种生活方式，那你就得承担这种后果，"病是自家生"。常食绿豆粥、冬瓜汤及瓜果、蔬菜，保持大、小便通调。多吃清淡祛湿的食物，如绿豆、冬瓜、丝瓜、赤小豆、西瓜。

💛 生活起居

忌讳熬夜，熬夜会使湿热加重。因为熬夜伤肝胆，会非常影响肝胆之气的升发，容易生湿热。另外，尽量避免在潮湿的环境中工作或居住。比如，痰湿体质或者湿热体质，买房子的时候尽量不要买低层，不然房子如果阴暗潮湿的话，会使你体内的湿热加重。

💛 运动指导

湿热体质适合做大强度、大运动量的锻炼，如中长跑、游泳、爬山、各种球类运动等，可以消耗体内多余的热量，排泄多余的水分，达到清热除湿的目的。可以将健身力量练习和中长跑结合进行锻炼，健身力量练习采用杠铃阻力负荷方法，在健身房有教练指导下进行锻炼。

湿热体质的人在运动时应当避开暑热环境，秋高气爽，登高而呼，有助于调理脾胃，清热化湿。

食疗药膳

1. 红豆绿豆粥

【材料】红豆，绿豆，薏苡仁，芡实，白扁豆，大米。

【做法】将所有材料放入电饭煲，加适量水，先按煮饭按钮，30 分钟后再按煮粥的按钮，煮 2 小时左右，再保温就可以了。

【功效】不仅清热解毒，还可以消暑，有助于消除人们在夏天焦躁的心情。

2. 薏苡仁山药粥

【材料】山药粉 60 克，薏苡仁 30 克。

【做法】先将薏苡仁洗净水煮，将熟时，调入山药粉，用文火继续煮至粥熟。早、晚温服。

【功效】健脾益气，渗湿止泻。适用于脾气虚弱、食少便溏，或脾虚不运、湿浊下注之妇女带下等证。

3. 绿豆银花汤

【材料】金银花 20 克，绿豆 60 克，红糖 30 克。

【做法】将金银花煎水，去渣，加入绿豆煮至熟烂，再加入红糖，饮汤食豆。

【功效】治疗口疮实证（唇颊内侧、舌面、上腭等处有黄豆或绿豆大小的黄白色溃疡点，呈圆形或椭圆形，周围黏膜鲜红，溃点数目较多，疼痛，尤以进食时为甚；头痛、口渴、小便赤，舌红赤，脉滑数）。

🍀 拔罐·刮痧

湿热体质的孩子常因为烦躁不安导致失眠，全身肌肉酸痛，尤其是颈肩部的肌肉特别酸痛。这个时候，改善湿热体质的最好方法就是刮痧和拔罐，刮完痧再一走罐，浑身舒服得不得了，像去掉一个大包袱一样。这种情况下，用拔罐、刮痧疗法去改善体质，甚至可以不用吃药。

🍀 中药调理

体内有热则需要清热，体内有热也有湿的时候，可以选择性味苦寒的食物或药物清热燥湿。祛湿热的药物常用的有藿香、车前草、淡竹叶、滑石、溪黄草、鸡骨草、木棉花等，这些都是偏寒凉的，不能久服。

1. 宣透化湿以散热　中医认为，"火郁发之"，就是说体内火邪郁滞，要想办法把火发出来，可以在调理体质的配方中加入一些宣发、清化的成分，比如竹叶清茶中的荷叶，芳香升散，起到宣透、清化体内湿热的作用。

2. 通利化湿以泄热　使湿热从二便排泄出来，也是中医调理湿热体质常用的方法，比如竹叶清茶中的淡竹叶可以清心火、清胃火、利小便（引导体内湿热之邪从小便排出体外）。

中成药如甘露消毒丹或龙胆泻肝丸等，都不能久服。如果湿热已经清除了，舌苔不那么黄腻了，小便已经变清了，炎症不明显了，就要马上停下来，不能久服。

健儿清火膏

适应证 湿热质体弱儿。用于治疗舌苔黄腻，常见面部皮肤油腻不洁净，容易生痤疮、粉刺，经常感觉到口苦、口干，甚至口臭，小便量少色黄，甚至尿道口灼热；或者大便干燥；或者大便黏滞不爽，肛门部灼热，伴见痤疮、疮疖、复发性口疮、睑板腺囊肿、便秘等。

处方 生甘草、金银花、菊花、蒲公英、莲子（带心）、茯苓、薏苡仁、胖大海、罗汉果、麦冬、白茅根、夏枯草、枳壳、陈皮、甜菊叶、绿豆等。上述药物浸泡12小时，文火煎3次，过滤成药汁，加麦芽糖250克、冰糖750克，熬成膏药。

功效 清热泻火。

用法用量 1~3岁，10克/次，每日2次；4~6岁，15克/次，每日2次；6岁以上，20克/次，每日2次。3个月为1个疗程。

💜 精神调摄

湿热质者性情较急躁，常常心烦易怒。中医认为，"五志过极，易于化火"，也就是说过度的急躁、心烦不仅不能改善湿热体质，反而会助火生热，加重湿热质的偏倾，所以湿热质人群要学会舒缓情志，掌握化解和释放不良情绪的方法，多听一些舒缓、悠扬，具有镇静作用的音乐。

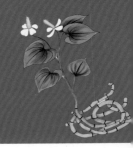

第十二章

气郁质（忧郁敏感）孩子的
特征与调养

您的孩子感到闷闷不乐、情绪低沉吗？

您的孩子精神紧张、焦虑不安吗？

您的孩子多愁善感、感情脆弱吗？

您的孩子无缘无故叹气吗？

您的孩子咽喉部有异物感，且吐之不出、咽之不下吗？

传说中气郁质是什么样子？让您的孩子来做个中医身体测评吧！

有那么一类孩子，天生就心胸狭窄，小肚鸡肠，稍有小事，就多愁善感，唉声叹气，容易悲观，容易紧张，焦虑不安，感情脆弱。

气郁质是指由于长期情志不畅、气机郁滞而形成的以性格内向不稳定、忧郁脆弱、敏感多疑为主要表现的体质状态。

🫀 典型病例

小赵，女，6岁，频繁玩儿手机后，出现不停地眨眼，特意带去眼科，大夫说是轻微的过敏性结膜炎，开了两种眼药水，没有效果。2个月后，不但眨眼更加严重，连头也开始不停地摇，还努嘴、耸肩。家长慌了，网上疯狂搜索，明白可能是患了"抽动症"。

小张，7岁，从小学东西就非常快，4岁开始学小提琴，为了让孩子坚持下来，家长施加了强制手段，5岁开始患抽动症，喝了2个月中药，症状消失，一年后又复发，复发的原因为家长给孩子报的兴趣班太多，有些是孩子极不愿意学的。

小刘，6岁，5岁患病，患病前超负荷学习奥数，每天都上课，每周做上千道题，孩子越来越抗拒，受不了家长和老师的批评，经常莫名其妙地摔东西、哭泣，随后就出现抽动症。

小明，7岁，不停地耸肩、眨眼，从小爷爷、奶奶带，是家里的小霸王，整天霸占电视频道，手机不离手，吃饭时也看，一拿掉就闹，最近妈妈生了小弟弟，全家人把目光和精力放在小弟弟身上，小明感觉自己失宠了，无论什么都与小弟弟争，大人不在时，还打小弟弟，用手掐小弟弟，甚至威胁要把小弟弟送人。

小王，10岁，8岁患抽动症，患病前超负荷学习，家长做了深刻的检讨，导致孩子患病的大小原因都被揪了出来，家长经常强迫孩子学习，剥夺孩子爱运动的兴趣，无玩伴。原以为用心为孩子提供最优质的资源，让他好好学习，是爱孩子，没有照顾到孩子的感受，现在必须修正自己对孩子的态度，不能再打孩子、吼孩子。

分析上面5个抽动症孩子的病情，有一个共同的特点：抽动与孩子的心理有关，有的是太紧张，有的是受不了委屈，有的是压力太大，有的是心胸狭窄、小气，有的是特爱生气、脾气大，有的是不讲道理。因此，在调理抽动症孩子的病情和体质时，特别要照顾抽动症孩子的心情，帮助孩子调整好情绪，服用具有疏肝、清肝、柔肝、平肝功效的药物，同时，要重视脾虚体质，易风痰内扰，加强息风止痉。常用中药：钩藤、茯苓、制首乌、白芍、生龙骨、生牡蛎、醋龟甲、天麻、白术、陈皮、僵蚕、谷精草、木瓜、伸筋草、葛根、郁金、石菖蒲、炙甘草、柴胡等。

🌸 孩子为什么会气郁呢？

分析可能导致孩子患病的原因是多方面的，然而孩子的心情不愉快很可能是决定性的，其他原因都或多或少起到推波助澜的作用。大多数抽动症的孩子与家庭成长环境有很大关系，所以顺便把我所了解到的情况列出来，可能会给大家一个新的角度来看待育儿问题。

1. 强迫孩子上各种不喜欢的"兴趣班"。从孩子出生到现在，"兴趣班"是唯一强制他学习的东西，当时不知重了什么邪，担心他上小学后学习会跟不上，设计了适合不同阶段的课程安排。最糟糕的不足是缺乏耐心，当孩子屡次出现低级错误时，家长的表情就不那么可爱了，嗓门也变粗变大了，由此给孩子的压力是显而易见的。

2. 奖励孩子玩手机，玩游戏，导致孩子沉迷于电子产品，孩子的眼、脑都受到刺激。

3. 家长总是与别人家孩子比较，尤其是与学霸的孩子比较，某某孩子考了第一名，你多笨呀，孩子觉得自己没用，自暴自弃，情绪低沉。

4. 二孩儿家庭，由于家长照顾小的，忽视大孩儿的感受，孩子感觉失宠，感觉父母不爱他（她）了。

5. 从小受宠，自私，心胸狭窄，不能受一点儿委屈。

抽动症是一种慢性病，不重视的话，病症可能会严重到影响孩子正常的学习和生活，积极治疗并给孩子一个良好的成长环境，将抽动症尽可能控制在最稳定的状态甚至消失。面对这样的情况，家长应该做哪些改变呢？

1. 家长要给孩子一张温和的好脸，让孩子和父母在一起时总是轻松自在。做到这一点很难，给孩子好脸的好处谁都知道，可能做到的却不多，因为这需要改变家长自己从幼年就植下的顽固的心理习性——教训孩子、管教孩子。如果家长不考虑孩子的感受，不注意孩子脆弱的心理，肆意耍性子管教孩子，一定会伤害孩子的面子、自尊，让孩子感到委屈，导致孩子患病。

2. 家长要严格审视自己的想法，是为了孩子还是为了满足自己。兴趣班是希望孩子能更优秀，但施加给孩子一件事的时候，必须要想一想，孩子乐意吗？征求过孩子的意见吗？这样做究竟能给孩子带来什么好处，还是更多为满足自己的愿望。

3. 注意度的把握，其实多学习、上兴趣班不是坏事，家长忽略的是对度的把握。看到孩子学东西那么快，想到的只是可以学得更多，却忽略了给孩子喘息的机会。抽动症事件给家长的一个教训就是当一件事情开始超出一般表现的时候，就应该反省一下是不是哪里要出问题了。

4. 培养孩子的爱心，给孩子买一只宠物，让孩子去饲养，观察、培养对动物的疼爱，学会照顾别人。

5. 二孩儿家庭，引导孩子希望自己再有个弟弟或妹妹，开始在情感上开窍，不自私。

中医和西医对抽动症的治疗是不一样的，西医多是吃药控制症状，中医则重在改善体质，调畅气机。

🌷 舌象与舌外特征

如何评估是否气郁？主要从以下六个方面进行。

舌象特征：舌淡红，苔薄白，或舌偏暗、苔薄白或偏干、有皱褶。

形体特征：形体偏瘦，忧郁面貌。

心理特征：性格内向不稳定，忧郁脆弱，敏感多疑。

常见表现：经常精神忧郁，闷闷不乐，唉声叹气。有的孩子有抽动症表现，如挤眼、皱眉、努嘴、清嗓子、耸肩、摇头、甩头、挺肚等；有的孩子还会感到乳房胀痛，或者咽喉间有异物感，或者胸胁部胀满，或者嗳气呃逆；有的孩子睡眠质量较差。

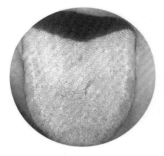

舌红，苔薄白，舌偏暗

易患疾病：抽动症、郁证、惊恐、抑郁症、焦虑症、失眠等。

适应能力：对不良精神刺激的承受能力较差，不喜欢阴雨天气。

最重要的特征是爱生气。

特别提醒

活泼开朗的个性可使孩子容易适应社会，有利于孩子的健康；而忧郁孤僻的性格让人难以接近，时间久了，还容易生病。后一种孩子的体质就是气郁质。

饮食建议

要想改变气郁体质，应该从肝脏入手，肝气舒展了，心情才能舒畅。

在饮食上，气郁体质的人，宜多食黄花菜、白萝卜、玫瑰花等具有行气、解郁、消食、醒神作用的食物。

白萝卜是疏肝理气的最佳选择，含有丰富的维生素C、芥子油、淀粉酶、粗纤维等营养物质，具有促进消化、增强食欲、加快胃肠蠕动的作用，有助于体内废物的排出，能健脾顺气、疏肝活血、疏理肝气。《本草纲目》中记载：白萝卜可以宽中化积滞，下气化痰浊，并称之为"蔬中最有利者"。白萝卜的做法有很多，下面为大家介绍一种常见的简单吃法。

凉拌白萝卜丝

【材料】白萝卜1根，盐、白醋、白糖、酱油适量。

【做法】将白萝卜洗净，切成细丝，焯水，然后浸在凉开水中过凉，加入盐拌匀，腌10分钟左右，把白萝卜出的水滗出，加入白醋、白糖拌匀，最后浇入酱油拌匀即可。

【功效】凉拌萝卜丝清清爽爽，酸酸甜甜，非常解油腻，而且具有健脾助运、清肺化痰、下气宽中的功效。

气郁体质的人，应该忌食辛辣助热之品，以防诱使气郁化火，或痰结。脾主运化，但肝病易传脾土，所以，在调补中应该注意增加调理脾胃功能的食物。

生活起居

居住环境应安静，防止嘈杂的环境影响心情；保持有规律的睡眠，睡前避免饮茶、咖啡和可可等具有提神醒脑作用的饮料。适合听一些节奏欢快雀跃、旋律优美的乐曲。

运动指导

气郁体质的人不要总待在家里，应尽量增加户外活动，如跑步、登山、游泳、武术等；有意识地学习某一项技术性体育项目，定时间进行练习，从提高技术水平上体会体育锻炼的乐趣，是最好的方法。

🧡 食疗药膳

气郁体质的孩子，可选择佛手、菊花、玫瑰花、郁金、陈皮、香橼等具有行气、解郁、消食、醒神作用的药物进行食疗。

甘麦大枣粥

【材料】小麦 50 克，大枣 10 枚，甘草 15 克。

【做法】先煎甘草，去渣，后入小麦及大枣，煮为粥。

【功效】疏肝气，宁心安神。适用于脾气暴躁、睡觉不安稳的孩子。

🧡 按摩保健

针对气郁体质的孩子，下面介绍一套缓解气郁的不生气保健操，特别有效，在家可以自己做，常做有助于孩子心态平和。

操作五步骤：

1. 抹脸 主要针对面部抽动。双手掌放在面部，由内向外，由上向下，先抹眼部，再抹鼻部，最后抹口周，动作轻柔，眼、鼻、口，每次 500 下，一天可多次，只要感觉面部有挤眼、皱眉、努嘴抽动，就可以实施。

2. 擦脖 主要针对点头、甩头、摇头、耸肩。先将左手掌放在颈部，左、右来回擦，每次 500 下；再将右手掌放在颈部，左、右来回擦，每次 500 下。一天可多次，只要感觉有点头、甩头、摇头、耸肩，就可以实施。

3. 擦胸 主要针对胸闷、脾气大、叹气、气短。先将左手掌放在胸部，左、右来回擦，每次 500 下；再将右手掌放在胸部，左、右来回擦，每次 500 下。一天可多次，只要感觉想发脾气、叹气、气短，就可以实施。

4. 擦胁肋　主要针对胸闷、脾气大、叹气、气短。两手掌从两胁搓摩至肚角处，反复擦胁肋部，每次 300 下，一天可多次，只要感觉想发脾气、叹气、气短，就可以实施。

5. 摩腹　主要针对腹部抽动。右手掌放在脐部，顺时针摩腹 500 下，逆时针摩腹 500 下，一天可多次，只要感觉腹部有抽动，就可以实施。

常用来理气的穴位有中脘穴、气海穴、内关穴、膻中穴。气郁体质的人，可以在每天晚上睡觉之前，把两手搓热，擦胁肋部，有利于保护肝脏。

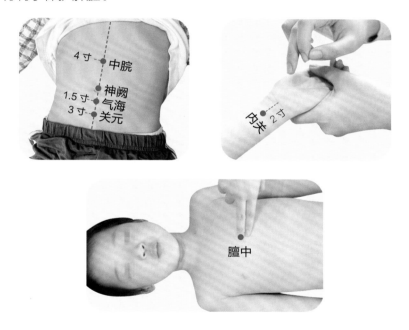

🍃 中药调理

气郁体质的人，在春季一定要舒展形体，借助自然之力来改善自己的健康状况和情绪，因为春季是人体的黄金季节。平时还可以吃些补肝血的食物，如莲藕、山楂、何首乌、白芍、阿胶、当归、葡萄干，以及一些疏肝理气的药材，如香附、佛手、香橼、柴胡等，还可以泡玫瑰花茶、金银花茶、菊花茶、决明子茶等。

中成药：逍遥丸。

小儿膏方调理：气郁体质可以吃着化解

健儿止抽膏

适应证 气郁肝旺的体弱儿。用于治疗不自主挤眉眨眼、喉中出声、耸肩扭颈、肚挺腿抽的儿童抽动症。

处方 钩藤、茯苓、制首乌、白芍、制胆星、生龙骨、生牡蛎、醋龟甲、天麻、白术、陈皮、蝉衣、僵蚕、谷精草、莲子、木瓜、伸筋草、制远志、广郁金、石菖蒲、柴胡、枳壳、甜菊叶、炙甘草等。上述药物浸泡12小时，文火煎3次，过滤成药汁，加麦芽糖250克、冰糖750克，熬成膏药。

功效 滋阴降火，平肝息风。

用法用量 1~3岁，10克/次，每日2次；4~6岁，15克/次，每日2次；6岁以上，20克/次，每日2次。3个月为1个疗程。

♥ 精神调摄

气郁体质的孩子，要努力改变自己的内向性格，学着热爱生活，多参加社会活动，培养自己积极进取的竞争意识和积极向上的态度，树立正确的名利观，学着开朗豁达，听欢快振奋的音乐，多交开朗的朋友。人开朗了，气机就舒展了。

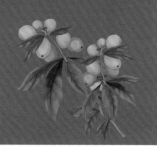

第十三章

特禀质（遗传过敏）孩子的特征与调养

您的孩子没有感冒时也会打喷嚏吗？

您的孩子没有感冒时也会鼻塞、流鼻涕吗？

您的孩子因季节、温度变化或异味等而咳喘吗？

您的孩子对药物、食物、花粉、气候变化过敏吗？

您的孩子皮肤容易起荨麻疹（风疙瘩）吗？您的皮肤因过敏出现过紫斑或瘀斑吗？

您的孩子皮肤一抓就红，并出现抓痕吗？

传说中的特禀质是什么样子？让您的孩子来做个中医身体测评吧！

特禀体质又称特禀型生理缺陷、过敏。"特"指的是什么？就是特殊禀赋，是指由于遗传因素和先天因素所造成的特殊状态的体质，主要包括过敏体质、遗传病体质、胎传体质等。

一、什么因素造成孩子过敏

1. 遗传因素 过敏性疾病主要来自遗传的过敏体质，证据显示，若父母当中有一人具有过敏体质，则生下来的小孩子有 1/3 会有过敏性疾病的可能。假如父母双方皆患有过敏性疾病，生下来的小孩子患过敏性疾病的概率也会加倍。万一父母已有过敏性疾病，生下来的第一胎也遗传父母是个过敏儿，那下一胎再生出过敏儿的概率高达100%。

2. 环境因素 很多物质都可能成为过敏性疾病的过敏原，而城市型污染物、压力等也会诱发过敏的发生。尘螨是世界性分布的最强烈的过敏原之一。

二、过敏性疾病为什么越来越多

这可能与我们生活环境的改变有关，家庭空调的普遍使用，导致居室封闭，并经常处于恒温和恒湿状态，尘螨极易大量繁殖，有些家庭还豢养狗、猫、鸽等各种宠物，使过敏原增多。

化纤衣物的普遍应用，食物的污染（化肥、农药），化妆品、清洗剂的广泛应用，导致过敏人群增加。

母亲怀孕期间吸烟或被动吸烟，娩出的婴儿容易为过敏性体质，诱发哮喘。现已证实，患儿对某种物质过敏，除了遗传因素外，还与胎儿时期及出生后1~2年反复接触某种低浓度的过敏原有关。

因此，若能在孩子出生后1~2年尽量减少环境中各种过敏原的浓度，即能防止或减少儿童过敏性疾病的发生。若已形成过敏，尽量不再接触过敏原，也可减少或终止过敏性疾病的发生。

世界卫生组织（WHO）已经明确指出："过敏性疾病已经成为21世纪影响人类健康的全球性疾病。防治过敏性疾病是21世纪人类面临的重大挑战。

过敏性疾病已成为全球一大类疾病，全球每年因哮喘而意外死亡（本可避免）约25 000例。

三、常见过敏原有哪些

常见的过敏原有 2 000~3 000 种，医学文献记载接近 2 万种。

A. 吸入式过敏原：如花粉、柳絮、粉尘、螨虫、动物皮屑、油烟、油漆、汽车尾气、煤气、香烟等。

B. 食入式过敏原：如牛奶、鸡蛋、鱼虾、牛肉、羊肉、海鲜、动物脂肪、异体蛋白、酒精、毒品、抗生素、香油、香精、葱、姜、大蒜以及一些蔬菜、水果等。

C. 接触式过敏原：如冷空气、热空气、紫外线、辐射、化妆品、洗发水、洗洁精、染发剂、肥皂、化纤用品、塑料、金属饰品（手表、项链、戒指、耳环）、细菌、真菌、病毒、寄生虫等。

D. 注射式过敏原：如青霉素、链霉素、异种血清等。

E. 自身组织抗原：精神紧张、工作压力、受微生物感染、电离辐射、烧伤等生物、理化因素影响而使结构或组成发生改变的自身组织抗原，以及由于外伤或感染而释放的自身隐蔽抗原，也可成为过敏原。

四、十大潜藏过敏原物体

过敏物	过敏原
毛绒玩具	尘螨
地毯	尘螨
草席	尘螨
鸡毛掸子	尘螨
蟑螂	蟑螂或其排泄物
猫、狗等宠物	皮屑，本身皮垢或分泌物

空调	真菌
芳香剂	化学成分
室内植物	花粉
烟	吸烟或二手烟

五、十大过敏性食物

牛奶（奶粉、鲜奶），蛋清（蛋、蛋糕、蛋饼），豆（大豆、豆浆），鱼（各种鱼类），虾（各式虾类），蟹（螃蟹），蚌壳海鲜（海鲜类），羊奶，花生（各种花生），小麦（小麦粉、面包）。

六、常见的过敏性疾病有哪些

常见的过敏性疾病：过敏性鼻炎、过敏性哮喘、过敏性肠胃炎以及湿疹、荨麻疹、斑疹、丘疹、划痕症、异位性皮炎及风团皮疹、皮肤瘙痒等过敏性皮肤病。过敏患者过敏原相对比较固定，并非对所有能引起过敏的物质都过敏，只是对其中的某种或某几种过敏原过敏。而这种过敏原对一个患者来说也不是终生的，也可能会消失。

七、什么是过敏进程

过敏进程是指过敏性疾病由一种进展至另一种的趋势。常以出生后早期特应性皮炎拉开序幕，并且常与食物（牛奶、鸡蛋）过敏相关，至学龄前期及学龄期可发展为哮喘和过敏性鼻炎。湿疹和早期牛奶、鸡蛋过敏易随成长缓解，而哮喘和过敏性鼻炎易在儿童期持续。

过敏的表现及年龄特点如下。

胃肠道症状 (6 个月内高发)。

湿疹 (1~3 岁高发)。

气喘 (3 岁以后高发)。

过敏性鼻炎 (7~15 岁以后高发)。

过敏进程的第一站：胃肠道疾病。胃肠道最早接触大量食物抗原，是最早出现症状的器官。速发型胃肠道反应是由 IgE 介导的变态反应，常伴皮肤黏膜和 / 或呼吸道过敏症状。

过敏进程的第二站：婴儿期常见的皮肤问题——湿疹。湿疹是婴儿期常见的皮肤疾病，始于早婴时期，皮疹分布部位典型，奇痒，重时影响睡眠，病程具有慢性、反复发作的特点，常伴有哮喘和过敏性鼻炎。 三个湿疹患儿中有一个可能会发展为其他过敏性疾病。

在婴儿期，常见的过敏性疾病为因食物所致的皮肤、胃肠道疾病。

过敏进程的第三站：哮喘。

过敏进程的第四站：过敏性鼻炎。

八、食物过敏的可疑症状有哪些

💬 流鼻涕，打喷嚏，气喘，鼻塞，泪眼汪汪，支气管炎的症状，久咳不愈，耳朵感染不断复发。

💬 脸部发红，荨麻疹，手、脚肿胀，皮肤干燥、发痒，黑眼圈，眼皮肿胀，嘴唇肿胀，舌头酸痛。

💬 黏液状腹泻，便秘，腹胀，吐过多的唾液，呕吐，肠道出血，肛门附近出现灼热红疹，腹部不适。

九、婴幼儿为什么容易对食物过敏

婴幼儿容易对食物过敏并非胃肠道有问题，而是尚未成熟，肠中的组织呈现较大空隙，喂食配方奶粉等食物时，很轻易地将其中的奶蛋白等送到全身引起过敏。母乳中的抗体、激素、白细胞等能到达婴儿全身，促进身体功能发育，并使婴儿抵抗力增强，故提倡母乳喂养。

十、脱敏疗法适用于哪些疾病

轻至中度过敏性哮喘、中至重度过敏性鼻炎或过敏性结膜炎、IgE 介导的特异性过敏症，适合采用脱敏治疗。

十一、哪些患者适合脱敏治疗

过敏原明确，却无法彻底避免接触（如对螨过敏）；传统药物治疗，症状控制不理想；长期药物治疗，出现了严重的药物不良反应；不愿意接受长期激素治疗的患者。

十二、家长对待过敏有哪两个极端

极端一：家长对患儿的病情重视不够，对哮喘是慢性呼吸道炎症认识不足，没有长期用药的思想准备，治疗中病情稍有好转便自行减量或停药，甚至对病情采取放任态度。

极端二：家长对患儿的病情过于敏感，草木皆兵，家长的这种紧张情绪反过来又会给患儿带来负面影响。心理因素直接或间接对患儿哮喘促发起作用。

十三、过敏性鼻炎与哮喘是同一个气道吗

一个气道，一种疾病：过敏性鼻炎与哮喘的发生部位不同，但是鼻部与支气管属于同一个气道，发病机制是一致的。60%~80% 的哮喘患者伴随有鼻炎症状，40% 的儿童鼻炎患者会在 10 年内发展成哮喘。因此，临床上鼻炎与哮喘属于同一种疾病，家长不应忽视儿童鼻炎的问题。

十四、家长有什么样的认识误区

许多家长认为，哮喘的儿童随着年龄的增长会自愈，事实上这是一个误解。有小部分哮喘儿童在发育期随着身体免疫功能的提高会有一定缓解，但是绝大部分不会出现，并且患者在成年后往往复发哮喘。因此，家长应该在青少年期之前尽量配合控制患儿哮喘，而不要错过最佳治疗时期。

十五、家长有一个心结，哮喘、鼻炎能不能断根

冰山理论：海面上浮出的冰山一角代表了喘息、胸闷、气短等哮喘症状，海面下的巨大冰体代表了早于喘息发生的气道炎症。简单地说，不要以为喘息发生了才是哮喘，之前已经有很长时间的气道炎症积累，等到喘息发生才进行治疗为亡羊补牢，家长不要轻视儿童的鼻炎、鼻痒、流涕和长期咳嗽等症状。

典型病例

患儿林某，7 个月 21 天来诊。

主诉：反复皮疹伴痒 6 个月。

现病史：出生后 1 个月余无明显诱因出现头面部红色皮疹，伴鳞屑，臀部时有"流水"现象，瘙痒明显，夜间哭闹易醒，家长自行予外用肤乐霜，皮疹可消退，但仍反复发作，渐及躯干、四肢。

既往史：足月剖宫产，出生后母乳与奶粉混合喂养，4 个月后单纯奶粉喂养（普通配方）至就诊。

家族史：母亲曾患"皮炎、湿疹"，并有过敏性鼻炎史。

体格检查：体重 9.0 千克，身长 73.5 厘米，头面部、躯干及四肢部分区域可见明显红斑，广泛区域发生真皮水肿浸润，皮损处可见线状抓痕，伴广泛渗液、结痂，身体大多数部位显著脱屑，鳞屑较粗，皮纹略增厚。皮肤 SCORAD 评分 85.8 分（重度特应性皮炎）。

辅助检查：血常规：嗜酸性粒细胞比例 9.5%；血清食物过敏原筛查 (fx5E)：2 级 2.21kU/L。

诊断：特应性皮炎。

干预：停用普通配方奶粉，换以氨基酸配方营养粉喂养，并严格回避 8 种可疑过敏食物，包括蛋、牛奶、大豆、花生、坚果、麦、鱼、虾。

12 周后随访：瘙痒和失眠症状减轻；体重由 9.0 千克增至 9.7 千克，身长由 73.5 厘米增至 78 厘米；全身皮疹面积范围较前缩小，但皮损严重程度变化不明显，SCORAD 评分 83.9 分（12 周前 85.8 分）。

学龄前期随访：5 岁 6 个月（身高 118 厘米，体重 24 千克）。

皮肤：婴儿期后特应性皮炎症状有反复，随访评估 SCORAD 评分 38.5 分（中度特应性皮炎）。

上呼吸道：患儿 3 岁半开始出现易打喷嚏、鼻塞、流清涕、鼻痒或揉鼻症状，以早晨和夜间为著，全年均有发作，冬、春季加重，影响日常生活质量，伴有打鼾，时有轻度流鼻血。查体：下鼻甲轻度肿胀。

下呼吸道：4 岁时初次喘息，至今 1 年半内喘息发作 12 次以上，运动后易喘息，有夜间干咳，喘息发作予沙丁胺醇气雾剂吸入治疗可缓解。随访前 2 个月已确诊支气管哮喘，随访时查体双肺（—）。

辅助检查：

血清过敏原特异性 IgE 检测：粉尘螨 4 级 20.00kU/L，户尘螨 3 级 3.79kU/L，蟑螂 2 级 1.28kU/L，猫毛 1 级 0.68kU/L；食物过敏原均（—），总 IgE 56.20kU/L。

吸入性过敏原皮肤点刺试验：户尘螨 ++++，粉尘螨 ++++，猫上皮 +++，狗上皮 ++，干草尘埃 +。

脉冲振荡：中心气道阻力增高（R20 增高）。

学龄前期诊断：①支气管哮喘；②过敏性鼻炎；③特应性皮炎。

治疗与调理：接诊后，首先，用宣肺平喘、活血通窍药物，自拟祛风蠲饮汤：炙麻黄 5 克，桂枝 10 克，葶苈子 10 克，紫苏子 10 克，莱菔子 10 克，僵蚕 10 克，广地龙 10 克，五味子 10 克，细辛 3 克，辛夷 10 克（包煎），法半夏 10 克，茯苓 10 克，炙甘草 5 克。自拟祛风脱敏通窍汤：炙麻黄 3 克，荆芥穗 5 克，辛夷 10 克，苍耳子 5 克，防风 5 克，银柴胡 5 克，五味子 5 克，白芷 10 克，乌梅 5 克，僵蚕 5 克，蝉蜕 5 克，川芎 5 克。经过 3 个月治疗，配合沙美特罗替卡松气雾剂，使患儿咳嗽、气喘、打喷嚏、鼻塞、流清涕、鼻痒或揉鼻、皮肤痒等症状改善。

其次，施以祛风补气、健脾补肾之剂，过敏煎中药汤剂及健儿防喘膏、健儿通窍膏，以扶正固本为目标，提升患儿的免疫功能，使之能因免疫功能改善而达到治愈的目的，在调补的过程中，"祛风、补气药"的使用则有其重要性。另外，进行适当的饮食控制以及小儿推拿和伏九穴位敷贴法，经过 2 年多治疗和体质调理基本治愈。

随访： 8 岁 2 个月（身高 129 厘米，体重 28 千克）。

皮肤：特应性皮炎症状消失。

上呼吸道：偶有打喷嚏、鼻塞症状，冬、春季明显。

下呼吸道：哮喘没有再发作。

血清过敏原特异性 IgE 检测：粉尘螨 2 级，户尘螨 2 级；食物过敏原均（—），总 IgE 30.00kU/L。

肺功能：正常。

舌象与舌外特征

如何评估是否是特禀质？主要从以下六个方面进行。

舌象特征：舌象呈多样性，舌象多变。

形体特征：过敏体质者一般无特殊；先天失常者或有畸形，或有生理缺陷。

心理特征：随禀质不同，情况各异。

常见表现：过敏体质者常见哮喘、风团、咽痒、鼻塞、喷嚏等；先天失常者，患遗传性疾病者，有垂直遗传、先天性、家族性特征。

发病倾向：过敏体质者易药物过敏，或易患过敏性鼻炎、花粉症、异位性皮肤炎等过敏性疾病；或患自身免疫性疾病等。

适应能力：适应能力差，如过敏体质者对季节变化、异气外侵适应能力差，易引发宿疾。

最重要的特征是特殊禀赋。

这样的人群共同特征就是平时和正常孩子一样，但是一遇到特定物质就会迅速反应。中医将这种会对特定物质产生特殊反应的体质称为特禀体质。

健康要诀：把好出生第一关；生活中防过敏；提高免疫力。

儿童过敏体质，可通过中医方法进行调理、改善。过敏性疾病的发生，主要是由"外在过敏原和内在过敏体质"两方面引起的。中医治疗过敏性疾病，通过避免过敏原和改善儿童过敏体质（内服中药"辨证调理"，同时结合"三九穴位敷贴"）两方面进行。此外，还要注意生活起居有规律，情绪、心理调适得当。经过调理，孩子是完全可以达到"脱敏"效果的——对自然环境由不适应变为适应，即使在较强的过敏原刺激下，也能避免过敏发生。

◇**避免接触过敏原**

尽量查明孩子对哪些物质过敏，让孩子避免或减少与该物质接触。同时，避免接触烟、颜料、灰尘、浓烈的香水等其他可能诱发或加重过敏症状的因素。

1. 到医院进行过敏原测试。医院可以检测常见的一些过敏原，如花粉、粉尘、螨虫、动物皮屑等吸入性过敏原；牛奶、鸡蛋、鱼、虾、牛肉、羊肉，一些蔬菜、水果、坚果等食物性过敏原；青霉素、疫苗、昆虫（蚊子或蜜蜂）叮咬液等注射性过敏原。

2. 家长平时注意观察

　如果每次发作都与某一固定物质和环境有关，如冷空气、热空气，可能就是过敏原。

　如果更换生活居住地而出现过敏症状，那么地域环境可能是导致过敏的因素。

　睡觉时打喷嚏、流清水涕，可能与床上用品甚至床的材料有关。

◇ "两步走"缓解过敏，改善体质

1. 疾病发作期：中西医结合抗过敏，以缓解症状。

在疾病发作期，孩子临床症状明显，重在对症处理，缓解症状。

中医治疗以散风止痒、祛湿利水、祛痰化饮、解痉平喘、通窍、行气活血等为主。小青龙汤、麻黄杏仁甘草石膏汤、射干麻黄汤、苍耳子散、消风散等都是常用方剂。

西药主要采用酮替酚片、氯雷他定片（开瑞坦）、盐酸西替利嗪、孟鲁司特钠（顺尔宁）、泼尼松（强的松）等。

特别提醒

单纯抗过敏，虽然"立竿见影"，暂时解决过敏症状，但过敏发生的基础并没有改变，停药后容易加重发作。阿司咪唑（息斯敏）等抗过敏药本身也可导致过敏，而且任何一种抗过敏药都存在耐药性，刚开始服药时效果明显，不久就不再有效。激素类药物虽然疗效显著，但长期反复使用会影响孩子的骨骼发育。因此，抗过敏药物应尽量短期使用，症状控制后，逐步停药，并迅速转向体质调理。

2. 疾病缓解期：辨证型，调体质，"中医脱敏"。

由于过敏原在自然界中普遍存在、种类繁多，多数患儿是对多种物质过敏，单靠躲避过敏原往往防不胜防。因此，在疾病缓解期，西医采用脱敏疗法进行病因治疗，但是脱敏需使用标准化变应原检测，并采用皮下注射或舌下含服标准化临床脱敏，疗程3~5年，费用较高，孩子也不容易配合。

中医临床所见，过敏体质的孩子多是"特禀质"。在正常情况下，这种体质的孩子可以维持阴阳相对平衡的易感性，一旦遭遇致敏因素，则会阴阳失衡，反应性增强，发生疾病。这时，根据孩子的禀赋差异辨证用药，可以改善孩子对过敏原的敏感性，使孩子再暴露于相关过敏原时，发作症状明显减轻或不发病。

中药调理内治法： 对吸入性过敏原敏感的孩子，大多肺卫气虚，治疗以补益肺卫为主，常用党参、太子参、白术、茯苓等。

对食物性过敏原敏感的孩子，大多脾虚湿盛，治疗以健脾化湿为主，常用陈皮、半夏、茯苓、砂仁、藿香、鸡内金等。

过敏性紫癜的患儿，大多血热瘀阻，治疗中要使用川楝子、香附、赤芍等行气活血药。

病程较久的孩子，常合并肾气不足，治疗时健脾补肾，常用黄芪、熟地黄、山药、山茱萸等。

有些孩子还存在营卫失和、肺经伏热，则分别进行调和营卫、清泻肺热等治疗。

"三九穴位敷贴"法： 除了内治法，中医根据天人相应的原理，在季节转换的节点——夏季三伏与冬季三九，择时外治，即将渗透性强的特定药物贴敷孩子体表的特定穴位，辅以离子导入法，使药物沿"腧穴→经络→脏腑"途径渗透并放大药效。通过夏、冬有序的治疗，顺势调整孩子自身的阴阳，调整肺、脾、肾等脏腑功能，调节"神经－内分泌－免疫系统"轴，扶助正气、抗御病邪、抑制机体过敏状态。

💛 饮食建议

特禀体质者应根据个体的实际情况制定不同的保健食谱。其中，过敏体质者要做好日常预防和保养工作，避免食用各种致敏食物，减少发作机会。一般而言，饮食宜清淡，忌生冷、辛辣、肥甘油腻及各种"发物"，如鱼、虾、蟹、辣椒、肥肉、浓茶、咖啡等，以免引动伏痰宿疾。

🧡 生活起居

特禀体质者应根据个体情况调护起居。其中，过敏体质者由于容易出现水土不服，在陌生的环境中要注意日常保健，减少户外活动，避免接触各种致敏的动、植物，适当服用预防性药物，减少发病机会。在季节更替时，要及时增减衣、被，增强机体对环境的适应能力。

🧡 运动指导

特禀质的形成与先天禀赋有关，可练"六字诀"中的"吹"字功，以调养先天，培补肾精肾气。

"六字诀"是一种吐纳法，是通过呬、呵、呼、嘘、吹、嘻六个字的不同发音口型，唇、齿、喉、舌的用力不同，以牵动不同的脏腑、经络，促进气血运行。

"吹"字功补肾气。呼气读吹字，足五趾抓地，足心空起，两臂自体侧提起，绕长强、肾俞向前划弧并经体前抬至锁骨平，两臂撑圆如抱球，两手指尖相对。身体下蹲，两臂随之下落，呼气尽时两手落于膝盖上部。随吸气之势慢慢站起，两臂自然下落垂于身体两侧。共做 6 次，调息。

同时，可根据各种特禀质的不同特征选择有针对性的运动锻炼项目，逐渐改善体质。但过敏体质者要避免春天或季节交替时长时间在野外锻炼，防止过敏性疾病的发作。

💙 食疗药膳

1. 辛夷花茶

【材料】辛夷花6克,紫苏叶10克。

【制法】①干品切碎放入茶杯,冲入白开水,加盖泡10分钟后开始饮用,上、下午各一杯;②鲜品煎水代茶饮,上、下午各一杯。

【功用】本方具有祛风,抗过敏,解虾、蟹及异性蛋白质食物毒的功效,还能防治过敏性鼻炎。

辛夷,性味辛、温,有祛风、通鼻窍的作用。含挥发油,有抗过敏的作用,特别能防止过敏性鼻炎。紫苏叶含挥发油,能解虾、蟹及异性蛋白质食物之毒,祛风,抗过敏,行气和胃。对食物过敏者,可配生姜煎水服。

2. 脱敏液

【材料】柴胡10克,防风10克,五味子10克,乌梅15克,甘草10克,蜂蜜30克。

【制法】

🍃 上述药洗净后放入砂锅,加适量水,连煎2次,去药渣,取药液。

🍃 合并2次药液,调入蜂蜜,当饮料饮用。

🍃 未过敏时,隔日1剂;过敏者,每日1剂。

【功效】方中柴胡、乌梅等可调节免疫功能,抑制免疫反应,对过敏因素引起的过敏反应都有抑制作用。

3. 固表粥

【材料】乌梅15克,黄芪20克,防风10克,冬瓜皮30克,当归 12 克。

【制法】五味药，放入砂锅中加水煎开，再用小火慢煎成浓汁，取出药汁后，再加水煎开后取汁，用汁煮粳米 100 克成粥，加冰糖趁热食用。

【功效】养血消风，扶正固表，预防过敏性鼻炎、哮喘的复发。

♥ 按摩保健

小儿鼻炎大多数是过敏性的，症状包括鼻塞、遇到冷空气打喷嚏、流鼻涕、鼻涕倒流、记忆力减退、嗅觉差等。许多儿童还可伴有鼻子痒、眼睛痒和流眼泪，表现为反反复复搓鼻子（抠鼻子）和揉眼睛。许多过敏性鼻炎的儿童可以发展为突然阵发性咳嗽（干咳为主）甚至哮喘，称为"过敏性鼻炎哮喘综合征"。

第一步： 按揉印堂（定位：前额部，当两眉头间连线与前正中线之交点处。操作：用拇指或中指指端揉）30 次。

第二步： 开天门（定位：两眉中间至前发际线成一直线。操作：两手拇指至下而上交替直推）30 次。

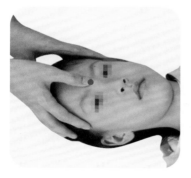

按揉印堂

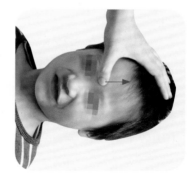

开天门

第三步：推坎宫（定位：自眉头起，沿眉向眉梢成一横线。操作：分推法——两手拇指自眉心向眉梢分推）30 次。

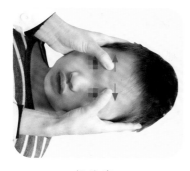

推坎宫

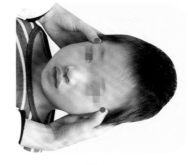

按揉太阳

第四步：按揉太阳（定位：眉梢与目外眦之间，向后约一横指凹陷处。操作：用拇指或中指指端按揉或运）1 分钟。

第五步：按揉迎香（定位：鼻翼旁开 0.5 寸，鼻唇沟中。操作：以示、中两指或两手拇指分别在鼻翼两旁穴位上按揉）1 分钟。快速推擦鼻两侧（以示、中两指分别在鼻翼两旁做上、下推擦动作，以局部产生灼热感为度）。

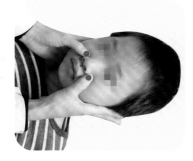

按揉迎香

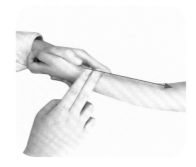

推上三关

第六步：推上三关（定位：前臂桡侧，阳池至曲池成一直线。操作：用拇指桡侧面或示、中两指螺纹面自腕推向肘）300次。

第七步：清肺经（定位：环指末节螺纹面。操作：由指端向指根方向直推为清）100次。

第八步：按揉合谷（定位：位于手背，第1、2掌骨间，当第2掌骨桡侧中点处。操作：用拇指按揉）1分钟。

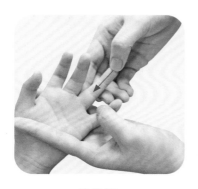

清肺经

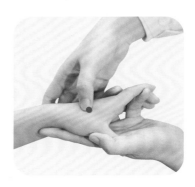

按揉合谷

第九步：按揉曲池（定位：屈肘成直角，尺泽与肱骨外上髁连线的中点。操作：用拇指按揉）1分钟。

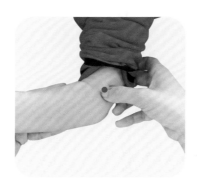

按揉曲池

第十步：按揉大椎（定位：第 7 颈椎棘突下凹陷中，后正中线上。操作：以拇指或示、中两指指腹按揉）1 分钟。

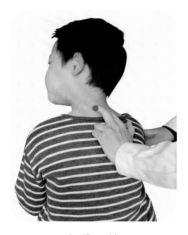

按揉大椎

第十一步：提拿肩井（定位：在大椎与肩峰连线的中点部位。操作：用拇指与示、中两指对拿肩部肌肉）5 次。

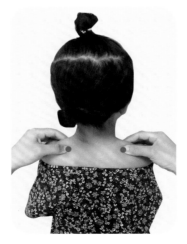

提拿肩井

健儿通窍膏

适应证 肺肾两虚的体弱儿。可预防小儿鼻炎反复发作，用于鼻炎非急性发作期为虚证或虚中夹实证的患儿及过敏性鼻炎无外感的儿童。

处方 炙黄芪、太子参、怀山药、茯苓、白术、生地黄、熟地黄、当归、制黄精、煅牡蛎、乌梅、灵芝、白芍、防风、路路通、川芎、五味子、女贞子、补骨脂、辛夷花、陈皮、青皮、枳壳、苍耳子、肉桂、甜菊叶、炙甘草等。上述药物浸泡 12 小时，文火煎 3 次，过滤成药汁，加麦芽糖 250 克、冰糖 750 克，熬成膏药。

功效 健脾补肾，益肺通窍。

用法用量 1~3 岁，10 克 / 次，每日 2 次；4~6 岁，15 克 / 次，每日 2 次；6 岁以上，20 克 / 次，每日 2 次。3 个月为 1 个疗程。

健儿防喘膏

适应证 肺肾两虚的体弱儿。其处方思路来自国医大师王烈的经验，可预防小儿哮喘反复发作，有良好的抗哮喘复发作用。用于哮喘完全缓解和非急性发作期为虚证或虚中夹实证的患儿及咳嗽变异性哮喘无外感的儿童。

处方 怀山药、炙黄芪、太子参、茯苓、白术、生地黄、熟地黄、制黄精、煅牡蛎、灵芝、白果、麦冬、天冬、五味子、女贞子、补骨脂、陈皮、青皮、枳壳、肉桂、甜菊叶、炙甘草等。上述药物浸泡 12 小时，文火煎 3 次，过滤成药汁，加麦芽糖 250 克、冰糖 750 克，熬成膏药。

功效　健脾，补肾，益肺。

用法用量　1~3 岁，10 克 / 次，每日 2 次；4~6 岁，15 克 / 次，每日 2 次；6 岁以上，20 克 / 次，每日 2 次。3 个月为 1 个疗程。

健儿益智膏

适应证　肾精不足所致智力低下。在发育期，智力明显低于正常同龄儿水平，同时伴有认知功能损害以及社会适应能力缺陷的小儿发育障碍性疾病的患儿。临床表现为反应迟钝、神情呆滞、语言迟缓、学习困难、生活自理能力差及社会适应能力缺陷等。

处方　淮山药、山茱萸、枸杞子、太子参、茯神、远志、益智仁、煅龙骨、煅牡蛎、熟地黄、制巴戟天、肉苁蓉、制补骨脂、制何首乌、灵芝、石菖蒲、丹参、醋龟甲、甜菊叶、炙甘草等。

功效　补肾健脑，益智开窍。

用法用量　1~3 岁，10 克 / 次，每日 2 次；4~6 岁，15 克 / 次，每日 2 次；6 岁以上，20 克 / 次，每日 2 次。3 个月为 1 个疗程。

健儿止遗膏

适应证　肾气不足的体弱儿。可温补肾阳，固涩小便，用于治疗每晚尿床，尿清长、味不大，平时在天气寒冷时，小便次数多，面色苍白，缺少光泽，神疲乏力，四肢发凉、怕冷，或下肢无力的遗尿症患儿。

处方 淮山药、煅牡蛎、益智仁、党参、炙黄芪、菟丝子、乌药、金樱子、熟地黄、桑螵蛸、补骨脂、炒白术、山茱萸、覆盆子、石菖蒲、炙麻黄、桂枝、甜菊叶、炙甘草等。上述药物浸泡 12 小时，文火煎 3 次，过滤成药汁，加麦芽糖 250 克、冰糖 750 克，熬成膏药。

功效 温补肾阳，固涩小便。

用法用量 1~3 岁，10 克／次，每日 2 次；4~6 岁，15 克／次，每日 2 次；6 岁以上，20 克／次，每日 2 次。3 个月为 1 个疗程。

　　同在一间屋子，窗外偷偷飘进一片柳絮，别人只是揉揉鼻子就过去了，特禀质的孩子可就惨了，不停地打喷嚏，鼻涕、眼泪一起流，享受不了春天的鸟语花香。还有海鲜过敏、鸡蛋过敏、牛奶过敏……无所不在的过敏原你怎么才能躲得开？远离过敏原只是一种不得已的办法，想要治本，还得调整你的特禀体质。

精神调摄

　　特禀体质是由于先天性和遗传因素造成的特殊体质，其心理特征因禀质特异情况而不同，但多数特禀体质者因对外界环境的适应能力差，会表现出不同程度的内向、敏感、多疑、焦虑、抑郁等心理反应，可酌情采取相应的心理保健措施。

什么是过敏性鼻炎

过敏性鼻炎是一种吸入外界过敏性抗原（如灰尘、屋尘、动物皮屑、各种树木和草类的风媒花粉、化学气体等）而引起鼻痒、打喷嚏、流鼻涕和鼻塞等症状的疾病。鼻炎由鼻黏膜过敏反应造成，患者多属于过敏体质。有研究认为，全球人口有30%~50%是过敏体质，过敏性鼻炎占1/3。

季节性过敏性鼻炎常由花粉引起，会持续数周消失，但于次年又复发。

常年性过敏性鼻炎则可在几年内间断地发生，而无固定的方式，此种较持续存在的类型，常因对屋内尘螨、报纸、羽毛、食物、烟草或其他恒存于环境中的接触物过敏所致。

◇过敏性鼻炎与感冒怎么区别

症状表现：如果有发热、黄涕、咽痛等症状，则应是感冒所致。过敏性鼻炎多表现为在早、晚温差较大或出、入冷气房时，以连续性打喷嚏、流鼻涕为主，晚上睡觉容易伴有咳嗽，此种情况与感冒导致的整日咳嗽有所差别。

病程周期：感冒7~10天就会好转，如果症状连续超过3周以上，就可能是过敏性鼻炎。

门诊中常遇到因长期感冒，以致天天吃感冒药，但是几乎成了药罐子还是医不好，到底是什么体质会发生这种疾病？应该如何解决呢？

治感冒多用解表药，治过敏多用温补药。如果是过敏性疾病，则本质上属肺脾气虚较常见，临床上用药以健脾补气、补肺敛气为主。所以，如果将过敏性疾病误以为是感冒治疗时，不但无法有效改善临床症状，反而会加重过敏的严重程度，这也是有些人常年在吃感冒药，但却医不好的原因。

◇中医治疗过敏性鼻炎对策

首先，为药物治疗，治疗原则为先使用清热活血通窍的药物，使患者的症状改善；其次，施以健脾补肾之剂，以扶正固本为目标，提升患者的免疫功能，使之能因免疫功能改善而达到治愈的目的。在调补的过程中，"补气药"的使用则有其重要性。另外，进行适当的饮食控制。

1. 肺气虚弱，感受风寒

症状：鼻痒，喷嚏连连，流大量清涕，鼻塞不通，嗅觉减退，每遇风冷则易发作，反复不愈。患者平素恶风怕冷，易患感冒，倦怠懒言，气短音低，或有自汗，面色㿠白，舌质淡，苔薄白。

方药：常用玉屏风散合苍耳散（黄芪、白术、防风、苍耳子、辛夷花、薄荷、细辛、白芷、川芎、当归、甘草）。

2. 肺脾气虚，水湿泛鼻

症状：鼻塞、鼻胀较重，鼻涕清稀，淋漓而下，嗅觉迟钝。双下鼻甲肌膜肿胀较严重，苍白或灰白，或呈息肉样变。患病日久，反复发作，头重头昏，神疲气短，怯寒，四肢倦怠，大便或溏，舌质淡或淡胖，舌边有齿印，苔白，脉濡缓。

方药：选用补中益气汤（黄芪、人参、炙甘草、当归、陈皮、升麻、柴胡、白术），参苓白术散 [人参、白术（麸炒）、茯苓、山药、薏苡仁（炒）、莲子、白扁豆（炒）、砂仁、桔梗、甘草] 加补肺敛气的药物。

3. 肾阳亏虚，肺失温煦

症状：多为长年性，鼻痒，喷嚏，清涕难敛，早、晚较严重，鼻窍苍白、水肿。平素颇畏风冷，甚则枕后、颈项、肩背亦觉寒冷，四肢不温，面色淡白，精神不振，或见腰膝酸软，遗精早泄，小便清长，夜尿多，舌质淡，脉沉细弱。

方药：若肾阳亏损者，可用金匮肾气丸加减[熟地黄、山茱萸、山药、泽泻、茯苓、牡丹皮、桂枝、附子（炮）]。

4. 肺经伏热，上凌鼻窍

症状：一般多见于鼻鼽初发，或由于禀赋体质过敏，常在酷热暑天，或热气引诱而发。鼻塞鼻胀，酸痒不适，喷嚏频作，鼻流清涕，鼻窍肌膜肿胀，色红或淡红，或可见咳嗽，咽痒，口干烦热。

方药：辛夷清肺饮加减（辛夷、黄芩、栀子、枇杷叶、知母、石膏、麦冬、百合、甘草、升麻）。

岐伯曰：不相染者，正气存内，邪不可干，避其毒气。

——《黄帝内经素问·刺法论》

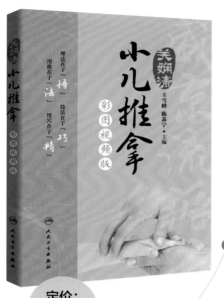

- 国家级名老中医关娴清教授 70 余年小儿推拿经验

- 泄泻、厌食、便秘、腹痛等 10 余种常见病症手法要穴

- 24 节气保健推拿法；五脏保健推拿法；体质保健推拿法

- 快速取穴图，真人演示图，并配有视频操作演示

- 82 个小儿常用特定穴一目了然

　　本书全彩印刷，采用精装工艺，锁线装订，结实耐用，便于翻阅，书里每一个穴位的位置，每一个手法，都经过了数十次的校订。全书既有对关氏取穴方法的介绍，又有对解表、清热及温里等 17 类代表性手法及要穴的讲解。

全真高清彩图 ▶

图表形式排版 ▶

真实案例分析 ▶

全彩印刷精装 ▶

面诊·眼诊·耳诊·舌诊· ▶
脉诊·梦诊·闻诊·问诊俱全

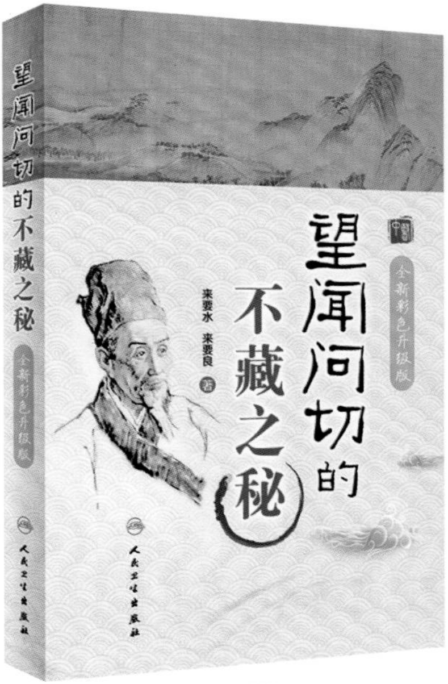

望闻问切
的
不藏之秘
全新彩色升级版

来要水 来要良 著

人民卫生出版社

定价：
48.00元

　　作者将望面、望舌及切脉进行脏腑定位，总结出一套"面舌脉脏腑定位法"，进而快速判定脏腑及气血津液盛衰，达到不用病家开口，甚至不用切脉，便知疾病有没有，随手处方用药的临床境界。对于初学者来说，希望能提纲挈领，也希望读者能举一反三。本书适合中医爱好者、初学者阅读参考。

52检